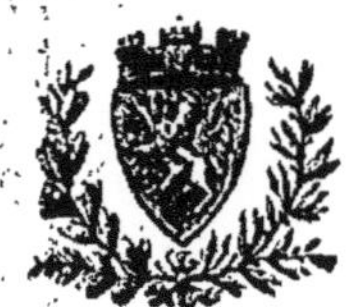

Dʀ Georges MOULY

LA HERNIE
DU
CORPS VITRÉ

LA
HERNIE DU CORPS VITRÉ

LA
HERNIE DU CORPS VITRÉ

PAR

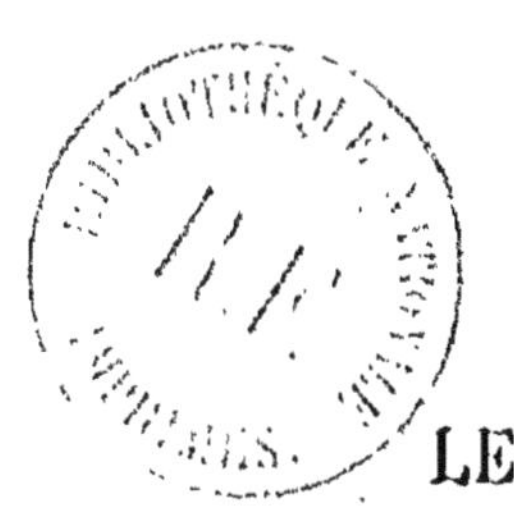

LE DR G. MOULY

Médecin stagiaire au Val-de-Grâce.

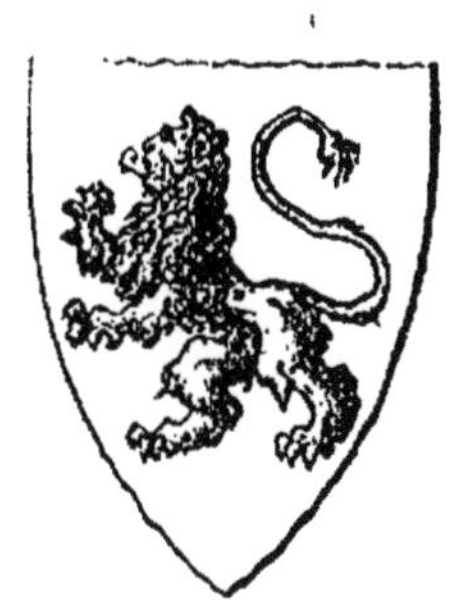

LYON

A. REY, IMPRIMEUR DE LA FACULTÉ DE MÉDECINE

4, RUE GENTIL, 4

—

1895

INTRODUCTION

L'histoire du corps vitré offre de grandes lacunes ;
malgré des travaux sérieux, des recherches minutieuses,
la pathologie en est encore très incomplète, et c'est après
une année d'étude que nous essayons modestement d'apporter notre pierre à l'édifice. La hernie du corps vitré ne
fait d'ailleurs partie d'aucun traité d'ophtalmologie et
une bibliographie laborieuse ne nous a permis de glaner
que de rares épis. Nous n'avons pas cependant reculé
devant la tâche que nous nous étions imposée au début,
mais en nous rappelant aujourd'hui qu'il nous serait
téméraire d'oser l'accomplir en entier.

Voici donc quel sera le plan de notre étude :

CHAPITRE PREMIER. — *Définition. Anatomie. Historique.*

CHAPITRE II. — *Mécanisme. Étiologie.*

CHAPITRE III. — *Observations cliniques.*

CHAPITRE IV. — *Symptômes et Diagnostic*

CHAPITRE V. — *Évolution. Pronostic.*

CHAPITRE VI. — *Traitement.*

Dans le chapitre III nous avons rapporté 28 observations dont 9 inédites et dans ce recueil total 18 appartiennent à la clinique ophtalmologique de l'Hôtel-Dieu de Lyon.

Notre travail est donc un écho de l'enseignement de M. le professeur Gayet ; nous sommes heureux de lui rendre ici un modeste hommage de notre grande reconnaissance.

M. le professeur Pollosson a bien voulu nous faire l'honneur de présider notre thèse, c'est à lui qu'allait tout droit notre sympathie mêlée de respect quand nous suivions ses causeries cliniques, son cours magistral.

Nous voulons exprimer encore à M. le professeur agrégé Rollet nos remerciements pour son accueil toujours bienveillant.

Mais notre thèse inaugurale nous permet encore de venir dire solennellement, à ceux qui nous ont témoigné quelque sympathie ou porté quelque intérêt, notre bien vive gratitude. Certes, nous ne voudrions pas accorder à ce modeste travail une importance exagérée, mais il nous fournira l'occasion d'accomplir un aimable devoir.

A M. le Pharmacien principal de première classe Burcker nous avons dédié ces pages. Nous désirons nous montrer toujours digne de l'intérêt qu'il nous porte, en nous persuadant qu'il y a des dettes de cœur dont on ne saurait jamais s'acquitter.

M. le médecin major Sieur nous a généreusement offert

son appui dans une circonstance pénible, nous l'en remercions en toute sincérité.

Nous adressons un témoignage de notre profonde reconnaissance à M. Bouvet pour la sollicitude paternelle dont il nous a fait preuve durant notre séjour à Lyon.

Merci encore à nos maîtres de la Faculté, à nos chefs militaires et à nos gais camarades de promotion parmi lesquels nous avons trouvé des amis précieux.

LA
HERNIE DU CORPS VITRÉ

CHAPITRE PREMIER

Définition. — Anatomie. — Historique.

Nous entendons par hernie du corps vitré une tumeur formée par la saillie plus ou moins grande du vitré à travers une solution de continuité des parois du globe oculaire.

Il nous paraît utile de rappeler en peu de mots que le corps vitré se compose essentiellement :

a) D'une enveloppe mince, anhyste, membrane hyaloïde, dont la partie antérieure modifiée porte le nom de zonule, et se dédouble au niveau de la région périphérique du cristallin pour former la cristalloïde antérieure et la cristalloïde postérieure.

b) D'un contenu, appelé suivant les auteurs : *humeur, vitrée, corps vitré, vitreum,* ou simplement *vitré, vitrine.*

Ce dernier doit être considéré, d'après M. le Professeur Testut, « comme une formation conjonctive qui a perdu peu à peu, dans le cours du développement, ses éléments figurés, fibres et cellules, et dont la substance amorphe, devenue très riche en eau, se trouve constamment parcourue par les cellules lymphatiques. »

Quoique très riche en eau, le corps vitré a une certaine consistance comparable à celle de la gélatine, et justifiant les divers aspects sous lesquels nous apparaissent les hernies du vitreum.

Historique. — Ce dernier caractère n'avait pas, du reste, échappé à l'esprit des auteurs qui ont décrit avec plus ou moins d'exactitude la hernie du corps vitré. Coats, vers 1850, en signale un premier cas, et il faut arriver jusqu'en 1857 pour trouver dans les cliniques de von Graefe, un cas intéressant de hernie sous-conjonctivale. La littérature ophtalmologique s'enrichit, en 1860, d'un cas de Critchett, en 1871, d'un cas de Windsor et, en 1873, d'un cas de Pooley.

Avec Galezowski, la question fait un pas plus sérieux vers 1875 et 1877 (sutures de la sclérotique) ; les observations elles-mêmes sont alors plus précises quoique laconiques encore. Vers cette même date, M. le Professeur Gayet cite dans un compte rendu (in *Lyon médical*, 1877) une vascularisation du corps vitré hernié. Puis Armaignac, Gorecki en 1890, Abadie en 1892 (thèse de Lyon) apportent une légère contribution à cette étude. Nous avons trouvé dans ces auteurs quelques matériaux de notre thèse bien épars, sans doute, et parfois à peine ébauchés ; les chapitres qui vont suivre auront pour but de les rassembler, de les mettre en évidence et d'en faire un tout homogène. Nos observations personnelles viendront contribuer à combler les autres lacunes dans la mesure du possible.

CHAPITRE II

Mécanisme. — Étiologie.

Il nous était difficile de ne pas rééditer des notions étio-
logiques déjà formulées dans l'étude des issues du vitré.
Ce chapitre ne sera cependant pas un hors-d'œuvre, car
il nous permettra de mettre en lumière et de classer les
faits cliniques recueillis.

Le mécanisme de la hernie est tout entier dans le
*défaut d'équilibre existant à un moment donné entre la
résistance des membranes de l'œil et la pression intra-
oculaire.* Nous retrouverons toujours cette loi générale
présidant à tous les faits, et mise quelquefois en évidence
par les auteurs.

On peut en rapporter les causes occasionnelles à trois
catégories de faits cliniques :

1° Les ulcères perforants de la cornée ;
2° Les traumatismes de l'œil ;
3° L'opération de la cataracte.

A. — **Les ulcères perforants de la cornée** produisent de grands ravages ; la membrane de Descemet est détruite, la chambre antérieure se vide, le cristallin est parfois envahi par le processus inflammatoire, la zonule est tiraillée ou détruite et le corps vitré vient faire saillie à l'extérieur presque spontanément (obs. I et II). Nos recherches bibliographiques nous ont permis de voir que peu d'auteurs avaient rapporté des faits de ce genre, et cependant Follin ne manque pas de signaler que « les perforations étendues de la cornée donnent parfois issue au cristallin (comme dans les obs. I et II) et à une partie du corps vitré ». — M. le professeur Gayet dit, au sujet des ulcères cornéens : « ... une autre source de dangers résulte du déplacement brusque du cristallin et du tiraillement exercé sur son appareil suspenseur. Celui-ci peut se déchirer, surtout si la maladie de la cornée a dû, par son importance et sa durée, influencer sa résistance. Dans ces cas, une luxation de la lentille peut se produire, et si la perforation est très large, et que l'humeur aqueuse se soit éliminée très brusquement, celle-ci peut être complétement expulsée de l'œil, suivie par une quantité plus ou moins considérable de vitrine. » Nous ajouterons que c'est là aussi un mode de production de la hernie.

B. — **Les Traumatismes oculaires** ont pu nous fournir 18 observations dont 6 personnelles. Dans les 12 faits cliniques signalés par divers auteurs, de Graefe, Gayet, Windsor, Galezowski, Pooley, l'accident a été

---

[1] Gayet, *Dict. encyclop. des Sc. médicales*, article CORNÉE, p. 537.

provoqué de façons bien différentes, il en est ainsi des faits que nous avons pu observer nous-même. Le globe de l'œil a été atteint tantôt par un éclat de pierre (obs. IV, obs. XV), tantôt par un éclat de verre (obs. VI), tantôt par un éclat d'acier (obs. IX) ou de fer rouge (obs. XVII) ; quelquefois c'est un couteau qui produit la brèche (obs. XX), ou bien des corps contondants, une navette (obs. XVI), un trousseau de clefs (obs. VII). L'œil droit semble tout particulièrement prédisposé à ces lésions diverses. Il n'est pas impossible que ce soit le point opposé au traumatisme qui cède. Alors les membranes de l'œil étant rompues, le corps vitré vient faire apparition à l'extérieur ou bien sous la conjonctive qui se laisse facilement séparer des tissus sous-jacents ; ce sont *les hernies sous-conjonctivales du vitré*. La forme, le volume de la tumeur sont en rapport avec les caractères de la plaie dont la béance permettra évidemment une hernie volumineuse ; mais nous devons insister tout particulièrement sur la *direction de la plaie* qui peut se faire dans tous les sens, soit sur la cornée, soit sur la sclérotique. Le Dr Yvert a bien montré que pour une lésion de même dimension, la hernie formée par le contenu du globe oculaire sera d'autant plus volumineuse que la plaie sera elle-même plus parallèle au pourtour de la cornée (obs. VI). Une blessure perpendiculaire au rebord scléro-cornéen, par exemple, donnera lieu au minimum d'écartement et à une hernie de petit volume (obs. XX).

Nous avons cru intéressant de citer un cas de hernie du vitré consécutive à une *ponction scléroticale* dans un glaucome et nous l'avons rangé dans cette catégorie de faits, le mécanisme étant d'ailleurs identique.

C. — L'opération de la cataracte a fixé tout particulièrement notre attention dans l'histoire qui nous occupe. Suivons les diverses phases de l'opération et nous allons nous rendre parfaitement compte du phénomène et en tirer quelque enseignement. *L'incision* n'est pas indifférente. De Graefe prétend qu'une plaie trop périphérique par rapport au limbe cornéen permet à la zonule un certain déplacement et dispose directement au prolapsus. Par la sclérotomie, d'ailleurs, on peut même venir léser directement la zonule. Jacobson, lui, taille le lambeau à la périphérie inférieure de la cornée et tout à faitdans le limbe conjonctival.Or, « le lambeau périphérique nous dit Meyer, prédispose bien plus que le lambeau classique au prolapsus du corps vitré ». Du reste, Jacobson a abandonnéson procédé pour celui de Graefe *(Archiv für Ophtalm.*, 1868. XVI, 2, p. 269). La méthode linéaire possède, en effet, une véritable supériorité, et avec elle la hernie devient un accident rare. Nous avons souvent eu l'occasion de voir M. le professeur Gayet opérer ainsi avec sa dextérité remarquable : on ponctionne la cornée au niveau du limbe avec le couteau de Graefe, dont la pointe légèrement inclinée par la main de l'opérateur vient déchirer la cristalloïde antérieure, puis se relève et contre-ponctionne la cornée en un point symétrique. La ponction et la contre-ponction se font à 2 ou 3 millimètres au-dessous d'une ligne tangente au sommet de l'incision généralement supérieure ; c'est une *kératokystitomie supérieure sans iridectomie.* « De cette façon, dit von Graefe, on évite le mieux des hémorragies dans la chambre antérieure etle prolapsus de l'humeur vitrée, deux accidents que l'on pouvait attribuer au lambeau conjonctival et à la section trop périphérique.»

La *kystitomie* ou incision de la capsule est un temps délicat. Le kystitome est un instrument dangereux qui refoule le cristallin et peut déchirer la zonule. Dans une cataracte mince, il peut même pénétrer dans le corps vitré. Du reste, la capsule peut avoir augmenté de consistance, surtout lorsque la cataracte a dépassé la période de maturité. C'est alors qu'il devient nécessaire d'exercer une légère pression sur la capsule. « Cette manœuvre exige naturellement une grande délicatesse et une mesure que l'expérience seule peut donner, pour que le chirurgien ne s'expose pas à la rupture de la membrane hyaloïde et au prolapsus du corps vitré. » (Meyer.)

L'extraction du cristallin est une source de dangers dans cette opération si intéressante et si délicate de la cataracte. Parfois la chambre antérieure se vide trop vite et l'humeur aqueuse entraîne le corps vitré (d'après Meyer il y aurait avantage à entr'ouvrir peu à peu la plaie avec la curette de Daviel). De Graefe signale encore des attaches naturelles du cristallin à la zonule et la fossette hyaloïde. Ceci se rencontre dans quelques cas de cataractes trop mûres, ratatinées, puis dans les cataractes corticales postérieures. Pour favoriser la présentation du cristallin, on exerce dans ce cas avec la curette ou avec les doigts à travers les paupières une pression sur un point du globe; il faut savoir qu'on augmente ainsi la pression intra-oculaire. Si elle est poussée trop loin, le corps vitré vient s'enclaver entre les lèvres de la plaie.

Le cristallin est sorti, mais la sécurité n'est pas toujours complète. Si l'on reconnaît l'existence d'opacités capsulaires et qu'on tente de les extraire à l'aide d'un petit crochet ou d'une pince courbe, on risque souvent alors d'accrocher la membrane hyaloïde. Signalons enfin le danger qu'offre l'extraction de la cataracte avec la capsule; cette méthode, préconisée en Italie et en Espagne, offre de beaux résultats pour l'acuité visuelle, mais elle est délicate et compliquée, il faut soumettre le malade à l'anesthésie générale dans le but d'empêcher les contractions musculaires qui augmenteraient les chances de prolapsus du corps vitré. Mais, au réveil, ne retombe-t-on pas dans le même danger ?

A cette longue énumération des causes occasionnelles nous ajouterons que le BLÉPHAROSTAT est un instrument dangereux, car il augmente la pression intra-oculaire.

Nous ne ferons que signaler *les causes prédisposantes* bien étudiées par Sichel au sujet « de la sortie du corps vitré pendant ou après l'extraction de la cataracte ».

L'âge avancé prédispose aux hernies, aux issues du vitré compliquées d'hémorragies.

Le tempérament. — Les sujets indociles et nerveux ont des contractions musculaires à tout propos ; de Graefe fait jouer un grand rôle à ces contractions musculaires volontaires ;pour les éviter,il conseillait même à un moment l'anesthésie. Il faudra donc compter sur les efforts, la toux, les vomissements.

La conformation des yeux. — Se méfier des yeux à fleur de tête, dit von Graefe, et des globes oculaires saillants, dit M. Gayet, qui, dans ce cas, supprime le blépharostat. Chez d'autres malades, il peut exister une malformation comme l'atrophie ou même l'absence complète de la zonule.

Les états morbides préexistants de l'œil (et en particulier le glaucome). « Il n'y a plus de doute, dit von

Graefe, que dans les affections de la choroïde et du corps vitré qui forment assez souvent le point de départ des cataractes, la zonule est parfois atrophiée ou même en partie détruite. » La fluidité du vitré semble prédisposer aux issues du vitré et non aux hernies de cet organe [1].

Enfin très souvent le corps vitré sort pendant l'incision de la cornée, sans aucune cause apparente, « sans que le malade, ni l'opérateur, dit Graefe, aient quelque chose à se reprocher ».

En résumé c'est à la kérato-kystitomie, telle que la pratique M. le professeur Gayet, que nous accordons une supériorité évidente. Les statistiques en font foi. A la clinique ophtalmologique de Munich, Albert Beyer a relevé *20 issues du vitré sur 250 cas* (*Dic. de méd.*, tome VIII, page 325) : on pratiquait la sclérotomie. A la clinique de Zurich (thèse de Muralt, 1881) où l'on conserve un lambeau conjonctival *3,75 pour 100 de procidence du vitré*.

De Graefe, en sectionnant par le bord sclérotical, a eu *5 hernies du vitré sur 80 cas*. A la clinique ophtalmologique de l'Hôtel-Dieu de Lyon, nous n'avons pu relever *sur 1801 opérations de cataracte que 9 cas* de hernie du corps vitré (thèse de Cuche)

Après l'opération de cataracte, sous son pansement le malade n'est pas encore à l'abri d'un polapsus. La plaie, quel qu'en soit le siège, est le point faible de la paroi ; une cause quelconque, faisant augmenter la pression, amène la production de la tumeur ; tantôt le malade se heurte, reçoit un coup, ou bien il s'agit d'un effort musculaire plus ou moins grand, comme des efforts de vomissements, de

---

[1] Sichel, *Annales d'oculistique*, XX, p. 182.

toux ; la simple action de se lever peut encore amener une hernie. Pour être complet, nous aurions pu examiner les cas de *paracentèse de la chambre antérieure* ou de *rupture des staphylomes scléroticaux ;* nous n'avons relevé aucune observation concernant des faits de ce genre.

Nous avons cru utile de présenter ces observations cliniques dans le chapitre suivant et nous les diviserons en trois catégories qui correspondent aux causes principales déjà énoncées :

1re *catégorie*. Ulcères de la cornée ;
2e — Traumatismes du globe oculaire.
3e — Opérations de la cataracte.

CHAPITRE III

Faits cliniques.

PREMIÈRE CATÉGORIE

OBSERVATION I (inédite).

(Recueillie dans le service de M. le professeur Gayet.)

G. M..., de Sainte-Bandille (Isère), ménagère, entre à la clinique au n° 11 de la salle Sainte-Claire, le 11 juillet 1894, pour un abcès de la cornée avec hypopyon à l'O. G. On fait la paracentèse de la chambre antérieure et l'on cautérise l'abcès.

Le 12 juillet, en entr'ouvrant la paupière, on voit sortir le cristallin avec sa capsule (le cristallin est sain); en même temps une certaine quantité de vitré vient s'échapper par la perforation, puis une hernie du corps vitré se constitue. Pendant les jours suivants la tumeur présente les mêmes caractères, mais bientôt l'œil commence à s'atrophier et finalement la phtisie oculaire se constitue.

Observation II (inédite).

(Recueillie dans le service de M. Gayet.)

A. R..., de Cluny, cultivateur, entre le 27 juillet 1894 à la salle Saint-Charles avec un abcès de la cornée gauche. Le 20 juillet, issue spontanée du cristallin constatée au moment où l'on renouvelait son pansement. On remet un bandeau compressif et le lendemain, en observant le malade, on fait sourdre le vitré en assez grande abondance, puis une hernie se constitue. Nouveau pansement. Atrophie consécutive de l'œil.

DEUXIÈME CATÉGORIE

Observation III (résumée).

(De Graefe, *Archiv fur Ophthalmol.*, 1857, t. III, p. 405.)

Traumatisme de l'O. D. — Hernie sous-conjonctivale du corps vitré et du cristallin.

A la suite d'un coup reçu à l'O. D. par une femme de quarante-quatre ans, il se fit une dilatation remarquable du cristallin : le noyau restant en place, une partie de la substance corticale fut déplacée et vint faire hernie sous la conjonctive avec une portion du corps vitré. La tumeur ouverte laissa échapper le corps vitré et la substance cristallinienne avec une certaine quantité de sang coagulé. On fit la compression de l'œil et la malade recouvra

OBSERVATION IV

(Critchett, *in* thèse de Fribourg, 1860.)

*Plaie pénétrante de la sclérotique par un éclat de pierre. —
Emploi du chloroforme. — Réunion par la suture. —
Cataracte traumatique consécutive. — Guérison quatre
mois après.*

Un petit garçon de douze ans reçoit un éclat de pierre au côté
externe de l'œil, à environ 1 millimètre de la cornée transparente
et sur le diamètre horizontal. Le corps étranger ne paraissait pas
avoir pénétré, mais il avait complètement divisé la sclérotique,
car au travers de cette dernière il s'était produit un staphylome
ciliaire qui allait croissant et s'agrandissant chaque jour. Tumeur
de la grosseur d'un pois.

Après avoir chloroformisé le sujet, Critchett abrasa la tumeur
avec des ciseaux ; puis, comme il y avait une ouverture par
laquelle le corps vitré faisait hernie, il réunit les deux lèvres de
la plaie par deux fines sutures.

Une cataracte traumatique s'ensuivit ; néanmoins la réunion ne
tarda pas à se faire avec un plein succès. On put alors songer à la
cataracte qui fut enlevée par une extraction linéaire. Quatre mois
plus tard, la vue était satisfaisante ; avec un verre approprié l'enfant pouvait lire de petits caractères. Même sans verre, il dis-
tinguait assez bien les lettres moyennes.

OBSERVATION V

(Thomas Windsor, in *Manchester medical and surgical
reports*, 1871.)

*Plaie pénétrante du bord scléro-cornéen. — Réunion par la
suture après cinq mois. — Guérison.*

Cas très curieux où Th. Windsor est parvenu, après un temps
assez long (cinq mois), à réunir, à l'aide de la suture, une large

plaie de la sclérotique à travers laquelle le corps vitré faisait une sorte de hernie. La plaie primitive empiétait un peu sur la cornée, cette dernière s'était réunie et cicatrisée ; mais la plaie scléroticale n'était nullement béante.

L'opéré récupéra la vision d'une manière presque complète.

OBSERVATION VI

(Galezowski ; rapportée par Yvert dans son *Traité des blessures de l'œil.)*

Plaie pénétrante de la sclérotique gauche d'1 cm. 5 de long exactement concentrique au bord de la cornée. — Irido-choroïdite et atrophie de l'œil malgré la suture.

M. S..., cinquante et un ans, demeurant à Nogent-sur-Marne, se présente le 15 septembre 1876 à la Clinique du Dr Galezowski. Cette homme raconte que, étant occupé la veille au soir dans un laboratoire de chimie, il se produisit une explosion, et un morceau de verre de la cornue brisée lui creva l'O. G.

L'examen local nous montre une vaste plaie pénétrante du globe oculaire, longue d'un bon centimètre et dirigée parallèlement au pourtour de la cornée ; les deux lèvres de la plaie sont *énormément écartées* l'une de l'autre et présentent un intervalle d'au moins 3 mm. 5 à 4 millimètres. Ce large hiatus est complètement bouché par une sorte de fongus de la grosseur d'une *petite noisette* composé d'un mélange de *sang* et *d'humeur vitrée.* Hyphéma remplissant la chambre antérieure. *Léger aplatissement du globe de l'œil.* Douleurs assez marquées, sensation très nettement accusée par le blessé de la diminution de la tension intra-oculaire. Nous ne recherchons pas, à dessein, l'état de la vision. Injection d'eau fraîche pour détacher le caillot hernié, compression, glace en permanence sur l'œil.

16 septembre. — Chémosis énorme, *nouvelle hernie volumineuse d'un mélange de sang et d'humeur vitrée,* lèvres de la

plaie boursouflées et saignantes. Violentes douleurs. —Sangsues scarification contre le chémosis. Compression. Eau froide.

17 septembre. — Craignant un phlegmon de l'œil, on remplace la glace par des cataplasmes combinés toujours à la compression.

21 septembre. — Ayant remarqué qu'à chaque mouvement de l'œil la plaie s'entr'ouve largement par la contraction probable du droit externe, M. Galezowski pratique la suture scléroticale au moyen d'un fil à ligature ordinaire.

22 septembre. — Chute du point de suture qui a sectionné les tissus ; les douleurs moins fortes depuis vingt-quatre heures redoublent.

23 septembre. — Une exploration profonde faite avec une sonde d'argent n'indique la présence d'aucun corps étranger. Nouvelle suture, cataplasmes de fécule de riz.

27 septembre. — Environ un mois après, nous revoyons le blessé. La plaie est remplacée par une *cicatrice déprimée* ; la pupille est complètement oblitérée; signes d'irido-choroïdite avec atrophie de l'œil qui est déjà sensiblement ramolli.

Il faut remarquer dans cette observation l'atrophie malgré la suture. Il y avait sans doute une issue abondante de vitré, le globe dès le début étant très affaissé. Du reste les lèvres de la plaie étaient infectées. Quoi qu'il en soit, la suture a amené immédiatement l'atténuation de la douleur.

OBSERVATION VII

(Yver, *loc. cit.*)

Plaie pénétrante de la sclérotique, longue de 7 millimètres environ, oblique par rapport au pourtour de la cornée, compliquée de hernie de l'iris et de décollement de la rétine. — Suture. — Guérison avec conservation à peu près normale de la vision.

Mme B..., vingt-un ans, se présente le 4 janvier 1878 à la consultation de M. le Dr Galezowski. Elle raconte que le 31 décembre précédent elle fit une chute dans laquelle le globe de l'O. D. porta directement sur un trousseau de clefs qu'elle tenait à la main ; elle perdit beaucoup de sang au moment de l'accident et depuis elle voit trouble. Toutefois, elle n'accuse pas de douleur, mais il lui semble, dit-elle, que son œil se vide. — L'examen local nous montre une plaie pénétrante de la sclérotique longue de 7 millimètres environ, occupant la partie interne du globe oculaire D., oblique de haut en bas et de dehors en dedans, avec une inclinaison de 45 degrés à peu près sur le bord scléro-cornéen ; les lèvres de la plaie sont très peu écartées, appliquées sur l'iris et sur une petite quantité d'humeur vitrée herniée.

Ecchymose sous-conjonctivale et palpébrale de moyenne intensité. La pupille est déformée et présente en haut et en dedans, au niveau de la hernie de l'iris, une échancrure analogue à celle qui résulte de l'excision d'une partie de cette membrane. Douleur à peine appréciable. A l'ophtalmoscope, pas de traces d'hémorragie dans le corps vitré. Papille très nette, léger décollement de la rétine à reflet blanc grisâtre et limité très nettement par un repli blanchâtre situé au voisinage de la plaie. La malade qui ne sait pas lire distingue avec peine le numéro 5 de l'échelle topographique. l'as d'échancrure appréciable du champ visuel. *Suture immédiate* des lèvres de la plaie, Eau fraîche sur l'œil. Sangsues et compression.

Le 10 janvier, réunion complète des bords de la plaie. Plus de rougeur ; nous ne constatons plus à l'ophtalmoscope de décollement de la rétine, mais pultôt une suffusion séreuse au-dessous de cette membrane.

Le 15 janvier, on enlève la suture et on excise la portion d'iris herniée. Plus de lésion appréciable à l'ophtalmoscope. La malade déchiffre le numéro 5 et déclare voir comme avant l'accident.

Observation VIII

(Gorecki, *in* thèse, Fribourg.)

Rupture sous-conjonctivale de la sclérotique simulant une luxation du cristallin sous la conjonctive.

Mme G..., trente-sept ans, se présente le 17 mai 1890 à ma clinique ; quelques heures auparavant, elle s'est heurtée violemment l'O. G. contre ; la [queue d'une poêle et a perdu instantanément la vue. Il n'y a pas de plaie extérieure ; les paupières sont indemnes, la chambre antérieure est le siège d'un épanchement sanguin qui ne laisse rien apercevoir des parties profondes ; sur les deux tiers du pourtour de la cornée, il y a une ecchymose sous-conjonctivale qui n'a épargné que la partie supéro-externe.

A la partie supéro-interne se trouve une tumeur claire, transparente, de la grosseur d'une lentille, entourée de la même ecchymose sous-conjonctivale, de consistance demi-dure. Cette tumeur a tout à fait l'aspect d'un cristallin luxé sous la conjonctive.

Le 22 mai, l'hyphéma a presque disparu et permet de constater une large échancrure irienne au niveau correspondant à la tumeur. Celle-ci n'a guère changé de forme. L'ecchymose sous-conjonctivale a suivi son évolution ordinaire.

Le 27 mai, le champ pupillaire est dégagé et à l'éclairage oblique, soit avec la lentille, soit avec le miroir, on peut se rendre compte que : 1° Le cristallin est resté en place ; son bord convexe se laisse apercevoir au niveau du limbe cornéen à travers le coloboma de l'iris ;

2° L'iris est refoulé du côté du corps ciliaire et probablement enclavé dans la rupture scléroticale;

3° La tumeur est formée par une hernie du corps vitré sous la conjonctive.

A partir de ce moment, la fonction visuelle se rétablit en partie. Les douleurs intra-oculaires, assez vives au début, ont cessé presque complètement.

L'ecchymose sous-conjonctivale résorbée a laissé place à l'hématoïdine et l'hématosine qui donnent au blanc de l'œil un aspect ardoisé.

Traitement : Antiphlogistiques. — Calmants au début et bandeau occlusif.

OBSERVATION IX

(Pooley, rapportée par Yvert, *loc. cit.)*

J. O..., entre à l'hôpital de la Charité le 27 janvier 1853. Quatre jours auparavant, blessure de l'O. D., par un éclat d'acier. Admis à l'hôpital, il nous montre une large plaie horizontale de la sclérotique, d'un bon demi-pouce de long, qui va de la partie inférieure et externe de l'œil jusqu'à la cornée. L'iris adhère à la plaie cornéenne, mais sans prolapsus. A travers les lèvres de la solution de continuité scléroticale largement ouverte le corps vitré vient faire hernie.

J'introduis un fil de soie noire de dehors en dedans par le milieu d'un des bords de la plaie scléroticale, en ayant soin de ne pas traverser toute l'épaisseur de la sclérotique et je fais suivre au fil le même chemin en sens inverse à travers l'autre bord de la plaie; je fais un nœud, et je constate que les lèvres de la solution de continuité, bien ajustées, préviennent désormais toute hernie du corps vitré *(suture).*

Atropine et repos au lit avec un bandage non compressif.

Le 1er février, la plaie paraissant solidement réunie, j'enlève la suture et je continue le bandage. L'œil était bien, sans irritation ni douleur, de sorte que le malade sortit parfaitement guéri le 8 février.

Observation X

(Piermé, thèse de Paris, 1873.)

Issue abondante du corps vitré. — Hernie consécutive. —
Guérison un mois après. — Plaie de la sclérotique.

J. D..., vingt-trois ans, travaille dans les caves à la confection
du vin de Champagne. Une bouteille lui éclate entre les mains et
un éclat de verre lui fait une plaie d'1 centimètre environ sur la
sclérotique de l'O. D.

Issue immédiate du vitré. Le malade est conduit à l'Hôtel-Dieu
de Reims. Œil mou, diminué de volume.

Le corps vitré s'écoule quand le malade fait des efforts.

Perte totale = 1/3. Atrésie presque complète de la pupille.

Le cristallin paraît en place. Pendant quinze jours applications
d'eau froide sur l'œil. Durant cet intervalle nous avons pu voir le
corps vitré faire hernie à travers les lèvres de la plaie tout en con-
servant sa transparence parfaite.

Un mois après, la cicatrisation est complète et la vue à peu près
intacte.

Observations XI et XII

(Piermé, *loc. cit.*)

Hernie du corps vitré. — Plaie scléroticale. —
Guérison en quinze jours.

Nous avons eu l'occasion de voir cette année (1873), à la clinique
ophtalmologique de Lariboisière, deux autres cas de perforation
de la sclérotique avec hernie du corps vitré. C'était chez deux
enfants qui, tous deux, s'étaient fait cette blessure en jouant avec
des plumes métalliques. Dans ces deux cas la cicatrisation a
demandé à peu près quinze jours pour se faire et, pendant ce temps,
le corps vitré malgré sa hernie est toujours resté transparent.

Observation XIII (résumée).

(Due à l'obligeance de M. le professeur Gayet.)

Hernie de l'iris et du corps vitré. — Plaie cornéenne se prolongeant sur la sclérotique, consécutive à un traumatisme par éclat de verre. — Iritis. — Enucléation. — Examen microscopique.

G. X...., deux ans et demi, domicilié à la Croix-Rousse (Lyon). Chute à travers une vérandah vitrée. Plaie de l'O. D. par éclat de verre. Le 15 octobre 1893, à la clinique on constate une plaie de l'O. D. intéressant toute la cornée et s'étendant de chaque côté sur la sclérotique à 2 millimètres du limbe cornéen : cette plaie horizontale est située à 3 millimètres au-dessous du plan équatorial de l'œil. Elle est un peu onduleuse. L'iris est largement projeté entre les lèvres de la plaie.

L'appareil cristallinien est-il intact ? on ne peut l'observer directement, mais la présence d'une substance gélatineuse entre les lèvres de la plaie est l'indice que le corps vitré a été blessé et s'est échappé à travers les lèvres de la plaie. C'est une hernie de l'iris et du vitré.

L'acuité visuelle est nulle.

On se contente d'exciser l'iris et de réduire autant que possible les parties herniées. Les jours suivants on applique des pansements occlusifs et antiseptiques qui paraissent réussir très bien.

1er novembre. — L'enfant qui était depuis plusieurs jours redevenu gai et ne paraissait pas souffrir s'est plaint de nouveau, et, lorsque son père l'amène, nous constatons une évidente purulence des bords de la plaie, de la chambre antérieure, ainsi que les signes d'une purulence profonde accompagnée de violentes douleurs. On craint une apparition de phénomènes sympathiques et l'on se décide à intervenir.

3 novembre. — Enucléation classique. Guérison rapide de l'enfant. L'O. G. est absolument sain.

Examen anatomo-pathologique. — Coupe antéro-postérieure de l'œil (moitié interne). — La cornée a complètement perdu sa forme, au niveau de la plaie ; elle présente une sorte de ronflement très visible à sa face interne qui est comme gaufrée et adhérente à des masses tomenteuses venues du corps vitré. A la partie supérieure de la coupe, l'iris est encore reconnaissable quoique épaissi par places. En bas, du côté de la plaie, il est attiré vers elle et manque en partie. Le cristallin a complètement disparu et dans l'espace qu'il occupait se montre la matière grumeleuse que nous avons dit remplir la chambre antérieure. Les procès ciliaires et les choroïdes paraissent sains du côté opposé à la plaie, ils sont, au contraire, décollés et malades à son niveau.

La lésion la plus importante est celle du corps vitré qui forme une nappe purulente dans toute sa région antérieure, nappe do la face postérieure de laquelle part comme un réseau de trabécules se dirigeant dans toutes les directions et formant une sorte de tissu aréolé dont les mailles renferment un liquide gélatineux. Ce système trabéculaire paraît converger vers le fond de l'œil au niveau de la papille, point ou le vitreum semble particulièrement plus opaque.

Les diverses coupes pratiquées en plusieurs sens démontrent que le *traumatisme a emporté le cristallin* et que l'inflammation survenue plus tard a infiltré l'iris, le muscle ciliaire, la zonule et même l'oraserrata rétinienne.

(Flacon 885 du laboratoire du professeur Gayet.)

OBSERVATION XIV

(Due à l'obligeance de M. le professeur Gayet.)

Plaie du globe oculaire. — Hernie de l'iris.
Hernie du corps vitré simulant une luxation du cristallin.

A... J.., vingt-huit ans, cultivateur, entre à la Clinique le 17 février 1894. Il y a six jours, occupé à couper des branches il est tombé la tête la première dans un buisson, et une branche est venue lui blesser l'O. D. Il en est sorti de l'*eau* et du sang. Le malade n'a rien vu immédiatement après l'accident.

Depuis hier, 16 février, il a commencé a y voir un peu.

A son entrée, le 17 février, épiphora, photophobie, conjonctivite intense, plaie cornéenne à la partie interne de l'œil, direction verticale, mesurant 1 centimètre environ, et par où font hernie une portion de l'iris et du corps vitré, il y a là une *tumeur arrondie qui pourrait être le cristallin*, chambre antérieure remplie de sang. Iris tiré vers la plaie, pupille déformée allongée dans le sens horizontal.

Acuité. — Le malade voit la lumière.

On excise les parties herniées. Pansement occlusif double.

26 février. — Pas de tendance à la cicatrisation. Injection moins accusée, mais état stationnaire de l'œil toujours irrité.

On n'a pu suivre le malade qui sort de l'hôpital dans cet état.

OBSERVATION XV (inédite).

(Recueillie à la Clinique ophtalmologique de l'Hôtel-Dieu.)

Plaie de la cornée et de la sclérotique intéressant le limbe. — Hernie volumineuse du corps vitré. — Tendance à la cicatrisation. — Cataracte traumatique. — Absence de douleurs.

J.-M. F.., vingt-huit ans, mineur, à Saint-Martin-en-Haut (Rhône), travaillait le lundi 25 mars 1895 à concasser de gros blocs de pierre à bâtir. Malgré les lunettes à grillage qui servait à le protéger, un éclat de pierre large d'environ 4 centimètres et d'une épaisseur faible, vint le frapper à l'O. D. et contusionner violemment le globe oculaire. *La douleur ne fut pas très vive* malgré la violence du choc, mais immédiatement les paupières gonflèrent, et le malade prétend avoir alors perdu la vision. Il coulait aussi le long de sa joue du sang et de l'*eau* en faible abon-

danço. Le malade va aussitôt vers un médecin qui l'examine som-
mairement et, reconnaissant la gravité du cas, l'envoie à l'Hôtel-
Dieu de Lyon.

A l'hôpital, on applique des compresses froides sur l'œil trauma-
matisé.

Le 29 mars nous examinons le malade couché au n° 30 de la salle
Saint-Charles.

Paupières et conjonctive. — Ecchymose assez étendue sur
toute la paupière, et une partie de la paupière inférieure et intéressant le rebord sourcilier. Tuméfaction légère encore. Conjonctivite assez intense. Cercle périkératique très net.

Le globe est sensiblement ramolli.

Cornée. — Plaie de 3 à 4 millimètres de largeur intéressant la
cornée et s'étendant sur la sclérotique à 2 ou 3 millimètres du
limbe. Cette plaie, légèrement oblique de dehors en dedans et de
bas en haut, est située un peu au-dessous du diamètre horizontal.
Au-dessus de cet hiatus on observe une transparence normale de la
cornée. Au-dessous, hyphéma dans la chambre antérieure.

Par la plaie s'échappe une substance gélatineuse constituant une
tumeur transparente en son milieu, mais grisâtre sur les bords.
Elle fait ainsi hernie à travers la solution de continuité, et se présente sous la forme d'une massue d'une épaisseur égale environ à
1 millimètre. Mobilité assez grande.

Iris. — Légèrement jaunâtre, ne semble pas déplacé sensiblement.

Pupille. — De moyenne dimension, non déformée, mais immobile. A travers la pupille on voit le bord supérieur du *cristallin*
cataracté.

Acuité visuelle presque nulle.

Pas de douleurs. Sensation de gêne, mais peu considérable.

L'œil gauche est sain.

Traitement. — Compresse d'eau froide.

(M. le professeur Gayet nous donne son avis : il croit que la cornée et le cristallin ont été déchirés suivant le méridien horizontal
et que par cette brèche l'humeur vitrée a fait hernie).

1er avril. — La pupille est beaucoup plus déformée et l'on peut voir que la partie inférieure de l'iris s'engage légèrement dans les lèvres de la plaie avec le vitré.

L'exsudat qui borde la tumeur paraît plus abondant.

L'ecchymose se résout. L'œil est mou et légèrement douloureux à la pression. Pas de douleurs spontanées. Vision toujours nulle.

5 avril. — L'ecchymose a disparu. La conjonctivite est moins intense. La tumeur constituée par le corps vitré s'est bien modifiée; les bords ne sont plus autant infiltrés par la substance grisâtre. Le centre conserve une transparence à peu près normale, et l'on peut voir du côté de l'angle interne l'iris enclavé vers la base de la tumeur; l'iris est toujours de couleur jaunâtre à sa partie inférieure et la pupille est légèrement déformée.

La douleur est nulle. La consistance du globe est moins faible qu'au début du traumatisme.

7 avril. — Mêmes signes.

10 avril. — L'observation est rendue plus facile par l'amendement de tous les phénomènes réactionnels. Le cristallin apparaît avec une teinte jaune verdâtre. La pupille est déformée et déjetée en bas. Au-dessous de la bande transversale constituée par le vitré et notablement amoindrie, on voit une sorte d'organisation peut-être de nature conjonctive s'effectuer, la transparence est moins parfaite qu'au début, mais le processus diffère d'une infiltration leucocytique par la teinte moins grisâtre de la tumeur. Du reste il n'y a presque plus trace d'inflammation. La douleur n'existe toujours pas, mais la vision est abolie.

Le malade quitte volontairement l'hôpital dans cet état le 11 avril 1895.

OBSERVATION XVI (inédite).

(Recueillie à la clinique ophtalmologique de l'Hôtel-Dieu.)

Plaie du limbe cornéen. — Hernie du corps vitré avec issue préalable. — Atrophie de l'œil.

L. M..., vingt-huit ans, tisseuse à Propierre (Rhône), reçut le 27 avril 1895 un coup de navette à l'œil droit. Aussitôt après, douleurs violentes dans cet organe et issue de quelques gouttes de sang. Pas de renseignements sur l'issue du corps vitré. Blépharospasme. Pas de photophobie bien marquée cependant. La malade garde son œil fermé sous un pansement pendant deux jours. La vision n'a jamais été abolie.

30 avril. — Actuellement ni douleurs spontanées, ni photophobie, ni épiphora. Paupières légèrement œdématiées. Conjonctivite légère. Cercle périkératique. La pression est douloureuse au niveau de la région ciliaire. La cornée est transparente, Plaie en bas et en dehors commençant au niveau de la pupille et s'étendant à 2 ou 3 millimètres sur la sclérotique hernie de l'iris. Il reste appendu dans la plaie un long morceau d'humeur vitrée que l'on résèque.

L'iris est jaune verdâtre. La pupille est déformée, tirée en bas et en dehors ; elle est immobile.

L'acuité visuelle est notablement diminuée, la malade parvient avec difficulté à compter les doigts.

L'œil commence à s'atrophier, mais on n'observe pas d'ophtalmie sympathique.

OBSERVATION XVII (inédite).

(Clinique ophtalmologique de l'Hôtel-Dieu de Lyon).

Traumatisme de l'œil par éclat de fer. — Plaie de la cornée et de la sclérotique. — Hernie de l'iris et du corps vitré. — Guérison.

H, J..., neuf ans (Haute-Loire), entre à la clinique le 3 juin 1895. Il y a deux jours chez un forgeron, il reçut une paille de fer dans l'O. G. Plaie de la cornée et de la sclérotique intéressant le limbe et située au-dessous du plan équatorial de l'œil. Longueur d'environ 5 millimètres, le milieu correspond au limbe.

Conjonctivite assez marquée. Globe légèrement douloureux à la pression. Chambre antérieure transparente, L'iris est attiré dans la plaie du côté nasal. Pupille déformée en U. Le corps vitré accompagne l'iris ; il est transparent, mais revêtu sur ses bords d'un exsudat grisâtre. Peu de réaction inflammatoire du côté de la plaie. Pas de cataracte traumatique. Milieux transparents ; le fond de l'œil est normal. Vision conservée.

Traitement. — Excision des parties herniées. Antiphlogistiques, Bandeau occlusif.

17 juin 1895. — La plaie est détergée, le corps vitré est transparent. La pupille est encore déformée par suite de la persistance de la synéchie antérieure. L'iris garde sa coloration normale. La vision est toujours intacte. Pas de douleurs, mais photophobie très légère.

La guérison s'effectue rapidement.

OBSERVATION XVIII (inédite).
(Clinique ophtalmologique de l'Hôtel-Dieu de Lyon).

Traumatisme de l'O. D. par coup de tranchet. — Plaie intéressant le limbe. — Hernie du vitré. — Suture de la sclérotique. — Guérison avec acuité normale.

J. C..., sept ans, demeurant à Lyon, se donne un coup de tranchet dans l'O. D. On apprend qu'il est sorti du sang et une matière gélatineuse (l'humeur vitrée probablement). Perte absolue de la vision dès l'accident.

Le petit malade entre à la clinique le 29 mai 1895. Douleurs oculaires vagues. Globe assez mou. Plaie verticale d'1 cm. 5 intéressant la cornée et la sclérotique, s'étendant sur cette dernière à environ 5 ou 6 millimètres. Cette plaie linéaire laisse passer une partie du vitré qui constitue la hernie. Le corps vitré est transparent, il n'y a pas de réaction inflammatoire, mais la plaie reste longtemps béante, ce qui engage à faire une suture tardive. Du reste, à chaque effort du malade, une certaine quantité de vitré s'écoule, puis la hernie se rétablit. Le cristallin semble avoir été détaché de son insertion, mais pas de cataracte traumatique. Vision nulle.

Traitement. — Nettoyage de la plaie le 30 juin et suture de la sclérotique à 2 millimètres du limbe.

1er juillet. — La plaie est presque cicatrisée. Rétraction cica-
tricielle déformant légèrement le globe. L'iris a une coloration
normale, mais est attiré dans la cicatrice. Pas de réaction inflammatoire, pas de douleurs. La vision est normale, le malade distingue très bien les doigts et lit même les petits caractères à la
distance de 30 centimètres.

Cette observation nous paraît bien démontrer les
heureux effets de la suture. Et cependant le cas était peu
favorable puisque l'œil était vidé en partie, l'iris enclavé,
la zonule détruite et que la suture fut pratiquée un mois
environ après l'accident.

OBSERVATION XIX (inédite).

(Clinique ophtalmologique de l'Hôtel-Dieu de Lyon).

Coup de ciseaux dans l'œil gauche. — Plaie de la sclérotique
et du limbe cornéen. — Hernie du vitré et de l'iris. —
Tendance à la vascularisation. — Iritis. — Énucléation.

J. D..., trente-huit ans, domestique à Tassin (Rhône), entre à
la clinique le 21 avril 1895, au n° 33 de la salle Sainte-Claire.

Pas de maladies oculaires antérieures. Fièvres intermittentes
dans l'enfance. Fièvre typhoïde vers l'âge de quatorze ans. Il y a
huit jours la malade reçut un coup de ciseaux dans l'O. G. Aussitôt après l'accident douleurs, perte partielle de la vue, pas d'hémorragie. On ne peut avoir de renseignements précis sur l'issue du
corps vitré, toutefois la malade dit avoir remarqué sur son mouchoir
appliqué sur l'œil une substance gluante. Deux jours après (15 avril)
son œil est devenu rouge. Photophobie. Larmoiement.

Actuellement (21 avril) on observe de l'œdème palpébral une
conjonctivite assez marquée et un cercle périkératique très net. A
la partie externe ou temporale du globe, plaie de la sclérotique de
5 millimètres environ, intéressant également la cornée sur une

étendue d'1 millimètre, elle a la direction du méridien horizontal avec lequel elle se confond. A travers cette ouverture font hernie, l'iris et une substance gélatineuse (le vitré). La chambre antérieure est remplie d'un exsudat grisâtre formant un voile en avant de la pupille. Cette dernière est déformée en ovale et l'iris s'engage en partie dans la plaie. L'organe irien est jaunâtre et immobile; l'appareil cristallinien a un reflet verdâtre qui paraît appartenir au corps vitré.

L'acuité est très diminuée, le malade voit comme un nuage épais devant son œil depuis l'accident. A l'ophtalmoscope on ne peut pas voir la rétine par suite des troubles du vitré.

Traitement. — Atropine, Pommade jaune.

État stationnaire de l'œil pendant quelques jours.

6 mai. — La pupille est immobile, déformée, oblongue ou plutôt elliptique à grand axe transversal dont une extrémité est tirée vers la plaie. Dans la plaie et plutôt à travers la sclérotique qu'à travers le limbe, tumeur gélatineuse arrondie et du volume d'un pois. En bas et limitant la tumeur, exsudat blanchâtre. Au pourtour de la tumeur, nombreux capillaires s'anastomosant et venant constituer un début de vascularisation. On distingue parfaitement l'iris enclavé dans la plaie.

Conjonctivite intense. Vaisseaux scléroticaux injectés, globe oculaire mou et insensible.

On se décide à une énucléation pratiquée le jeudi 9 mai sans incident.

OBSERVATION XX (inédite).
(Clinique ophtalmologique de l'Hôtel-Dieu de Lyon).

Traumatisme oculaire par coup de couteau. — Plaie linéaire
de la cornée et du limbe. — Cataracte traumatique. —
Hernie du corps vitré et probablement de l'iris. — Issue
préalable du vitré. — Guérison. — Leucome adhérent.

M. F..., six ans et demi, demeurant à Lyon, reçoit le 26 avril, un coup de couteau dans l'O. G. ; la pointe était légèrement mousse. L'enfant n'a pas souffert beaucoup. Il s'est aperçu d'un léger écoulement de sang et de liquide visqueux (vitré). Affaiblissement progressif et rapide de la vue. Depuis hier soir 26, le malade ne voit plus rien.

Entre à la clinique, salle Saint-Charles où on l'examine le 27 avril 1895. Paupières intactes. Conjonctivite bulbaire et palpébrale assez intense. Globe douloureux, mais de consistance normale. Plaie cornéenne horizontale, régulière, intéressant le limbe du côté externe et présentant 1 millimètre de largeur et 12 à 13 millimètres de longueur se confondant avec le diamètre transversal de la cornée. Entre les lèvres de la plaie fait saillie une substance blanc grisâtre, filante, visqueuse et assez consistante. La chambre antérieure est intacte. L'iris est projeté en avant dans sa moitié inférieure et enclavé dans les lèvres de la plaie, où cependant on ne peut pas très bien l'observer, sauf du côté externe où il se dessine comme un trait noir dans la tumeur. La pupille a pris la forme d'une navette.

Cataracte traumatique. Vision presque abolie.

État stationnaire de l'œil durant quelques jours.

Traitement. — Pansement occlusif. Atropine. Pommade jaune.

13 mai 1895. — La plaie a peu changé d'aspect. La hernie du corps vitré s'est peu modifiée, elle est transparente en son milieu, mais grisâtre sur les bords. Douleur nulle. Photophobie. Epiphora. La conjonctivite a diminué. La pression du globe est encore douloureuse. La vision est toujours abolie.

29 mai. — La plaie s'est notablement rétrécie et n'a plus qu'un aspect linéaire. Le *corps vitré* a complètement *disparu par usure.* Au pourtour de la plaie et particulièrement dans l'épaisseur de la cornée, léger exsudat grisâtre avec tendance à la résorption. Iris d'une coloration normale, mais pupille encore déformée par suite de la synéchie antérieure (leucome adhérent). La plaie scléroticale est cicatrisée et n'offre rien d'anormal.

La guérison s'effectue peu à peu et ne laisse après elle qu'une cataracte traumatique.

Nous rapportons à la fin de ces traumatismes de l'œil

un cas de ponction scléroticale suivie d'une hernie du corps
vitré. Cette observation nous a paru intéressante par le
mode d'apparition de la tumeur dont nous n'avons trouvé
aucun autre exemple.

OBSERVATION XXI (Inédite).
(Clinique ophtalmologique de l'Hôtel- Dieu de Lyon).

*Glaucome. — Ponction de la sclérotique. — Hernie
sous-conjonctivale du corps vitré.*

R. A..., cinquante-sept ans, concierge, demeurant à Lyon. Affection de l'O. D. caractérisé par un affaiblissement progressif de la
vue depuis trois ou quatre ans. La malade était myope. Douleurs
périorbitaires surtout nocturnes et revenant par crises, atteignant
les deux yeux avec une accentuation plus marquée à droite. Il y a
un mois les globes oculaires prennent une coloration rouge
intense. Catarrhe purulent des deux sacs lacrymaux.

3 juillet 1895. — En examinant la malade on trouve le globe
des deux yeux assez dur.

Œil droit. — Cornée opaque, terne, au centre tache blanche,
courbure accentuée. Cercle périkératique. La chambre antérieure
paraît agrandie. La pupille est dilatée. L'acuité visuelle est très
faible.

Œil gauche. — Signes moins accentués. Globe moins dur.
Cornée relativement transparente. Cercle périkératique. La pupille
réagit à la lumière, mais non à l'accommodation. L'acuité, quoique faible, est notablement plus élevée que pour O. D.

6 juillet. — Ponction de la sclérotique O. D. à la partie supérieure du globe avec la lance tenue parallèlement à un méridien.
Durant quelques jours rien d'anormal. Etat stationnaire.

10 juillet. — On constate une petite hernie du vitré au niveau
de la ponction. Cette hernie de la grosseur d'un tout petit pois et
parfaitement transparente est recouverte par la conjonctive. Durant
les quelques jours qui suivirent, cette tumeur conserva son aspect

primitif et ne donna naissance à aucune réaction inflammatoire, la transparence persista.

Mais les douleurs qui avaient presque totalement disparu, subirent une recrudescence nouvelle et l'énucléation fut pratiquée le 25 juillet.

TROISIÈME CATÉGORIE

Cette nouvelle catégorie comprend les faits qui se rapportent à l'opération de la cataracte et nous avons cru être logique en présentant dès le début le cas du professeur Armaignac qui participe à la fois du traumatisme et de l'opération elle-même.

Observation XXII

(Armaignac, in *Mémoires et observations d'ophtalmologie pratique*, édition 1889, p. 284.)

Cataracte congénitale double opérée chez une femme de vingt-neuf ans. — Rupture accidentelle (coup de poing) de la plaie cornéenne quatre mois après l'opération. — Hernie de l'iris et du corps vitré. — Hémorragie. — Guérison.

4 avril. — Quatre mois après l'opération, Mme K... reçut dans une rixe, un violent coup de poing sur son œil opéré et ne put venir me voir, dit l'auteur, que trois jours après.

7 avril. — J'examine l'œil : traces extérieures de contusion, paupières tuméfiées, etc. De plus, je constatai, dit-il, que la plaie cornéenne résultant de l'opération de la cataracte était désunie dans toute son étendue et qu'il s'était fait, dans son ouverture, une hernie volumineuse comprenant l'iris, un peu d'humeur vitrée et

des caillots sanguins. La chambre antérieure était remplie de sang. Vision abolie.

11 avril. — Chloroformisation. J'excisai toute la masse qui faisait saillie entre les lèvres de la plaie ; écoulement d'un peu d'humeur vitrée. Pansement antiseptique.

Mᵐᵉ K..., n'ayant pas souffert, le 15 avril j'enlève le bandeau. Plaie cornéenne réunie. L'épanchement sanguin est résorbé. Douleur disparue. Pupille plus large qu'avant l'accident ; elle est immobile et présente au niveau de sa section un léger exsudat ; l'atropine n'a aucune action. La vision est revenue en grande partie, mais elle est un peu moins bonne qu'avant l'accident.

Depuis cette époque, ajoute Armaignac, j'ai revu plusieurs fois la malade. Sa vision est notablement améliorée. L'emploi d'un verre convexe ne procure aucun avantage.

Observation XXIII

(De Graefe, *Clinique ophtalmologique*, 1868.)

B..., soixante-quatre ans. Opération de la cataracte à l'O. D. Tout le cristallin sortit facilement et d'une façon normale, mais je m'aperçus après l'opération, dit von Graefe, que le *lambeau conjonctival* était un peu bombé, et en le soulevant, je constatai que les lèvres de la *plaie scléroticale* étaient distinctes l'une de l'autre d'environ 1/2 millimètre et que la *membrane hyaloïde* se présentait dans cette fente par une surface demi-cylindrique. En outre, l'œil était relativement plus mou qu'à l'ordinaire après l'opération.

On ne ponctionne pas la membrane hyaloïde, on craint une issue du corps vitré. Bandeau compressif. Les jours suivants, le lambeau conjonctival est repoussé davantage par la hernie et replié vers les bords de la cornée. Plaie inerte et sans réaction, pas de tendance à se cicatriser. On se décide à *ponctionner la membrane hyaloïde* ; quelques gouttes d'humeur vitrée s'écoulent doucement, la hernie disparaît et les lèvres de la plaie viennent s'accoler. Guérison en quinze jours. Acuité visuelle = 1/4.

OBSERVATION XXIV

(Clinique de M. le professeur Gayet. Communication de Durand
1877. *Lyon médical*, t. XXVI, p. 17.)

*Vascularisation du corps vitré hernié après une opération de
cataracte. — Transparence persistante. — Examen microscopique.*

J. L...., soixante-cinq ans, cultivateur, entré le 10 mai 1877
dans le service de M. le professeur Gayet. Cataracte double datant
de six ans pour O. G., de cinq ans pour O. D. Le 11 mai, opération de l'O. D. Procédé de Graefe, la kystitomie est difficile à
cause de l'état coriace que présente la capsule cristallinienne.
Malgré de patients efforts pour obtenir la sortie du cristallin, la
capsule refuse de se déchirer et l'hyaloïde se rompt. L'humeur
vitrée vient faire saillie à travers la plaie, la curette est introduite
dans la chambre antérieure, le cristallin chargé et ramené au
dehors. Cette manœuvre amène l'issue d'environ 1/3 de l'humeur
vitrée. Pansement occlusif.

Le lendemain le pansement est enlevé. Une grosse larme de
vitrine fait hernie à travers la plaie, elle est étalée sur la cornée
et se mobilise parfaitement. A l'œil nu et à la loupe elle semble
transparente, cependant on peut y apercevoir, aussi bien dans les
points les plus éloignés de la plaie cornéenne que dans ceux qui
en sont voisins, plusieurs petites stries rouges affectant des formes
vasculaires. Pour se convaincre de la véritable nature de ces stries
et de l'état que le vitré a acquis par suite de son issue et de son
exposition au dehors, on coupe le lambeau de vitrine qui fait
hernie.

Sur la lame porte-objet la vitrine s'est étalé tout en gardant une
certaine épaisseur et une certaine élasticité, mais elle a pris une
teinte louche qui atteste la présence d'un élément nouveau. On y
reconnaît, d'ailleurs, des leucocytes très nombreux. Au milieu de

ces leucocytes on aperçoit des amas irréguliers de globules rouges. Au premier abord, il semble que les traînées de globules rouges ne sont séparées des globules blancs qui les entourent par aucune espèce de paroi et que, dans ce cas, la formation de la paroi vasculaire est précédée par l'empiètement des globules rouges, autour desquels se pressent des globules blancs dont la couche la plus rapprochée s'aplatit et se transforme en endothélium. Mais un examen plus attentif fait reconnaître à ces vaisseaux une paroi propre. Malheureusement les circonstances ne nous ont pas permis de pousser cette recherche au moyen des réactifs qui nous auraient révélé la nature des parois vasculaires. Mais déjà nous pouvons affirmer qu'il s'agissait de vaisseaux.

OBSERVATION XXV

(Abadie, thèse de Lyon, 1892.)

Hernie du corps vitré après une opération de cataracte. — Hémorragie. — Vision abolie.

B... Antoine, cultivateur, soixante et onze ans (Isère).

Pas de maladies antérieures. La vue diminue depuis cinq ans à *gauche*, depuis onze mois seulement à droite. Paupières normales. arc sénile très accusé aux deux yeux. La pupille paraît un peu rétrécie à gauche, immobile. Cataracte double, ponctuée avec reflets capsulaires à gauche. La vision est quantitative.

7 octobre 1887. — Opération O. G. On tente d'*enlever avec des pinces* la plaque capsulaire, on ne peut en extraire qu'une partie, cependant, le reste sort avec le cristallin très aplati.

Lorsqu'on veut faire regarder le malade, l'œil qui était flasque devient subitement dur, tendre ; la plaie s'entr'ouvre et l'iris fait hernie ; la pupille est irrégulière en forme de larme.

10 décembre. — A 7 heures du soir, le *malade en se levant* a ressenti une violente douleur, qui a été suivie d'une hémorragie dont on voyait les traces sur la joue.

Un pansement compressif arrête facilement l'hémorragie, mais la plaie reste soulevée, l'iris franchement enclavé, et de l'angle interne de la plaie, on voit sortir un peu de sang coagulé. La vision est très diffuse. On referme l'œil sous un pansement aseptique.

11 décembre. — On constate l'issue d'une assez grande quantité d'humeur vitrée recouvrant le globe.

14 décembre. — Même état, plaie toujours entr'ouverte par le caillot.

27 octobre. — Plaie et hernie sont bien rétrécies.

16 janvier. — Douleurs périorbitaires, hyphœma. Le vitré commence à *se cicatriser* à la partie interne.

24 janvier. — Le vitré hernié dans la plaie s'est organisé en forme de point blanchâtre arrondi.

L'acuité est nulle.

OBSERVATION XXVI

(*In* thèse Abadie, *loc. cit.*)

Hernie du corps vitré avec issue préalable. — Hémorragie. Phtisie oculaire.

T. F..., quatre-vingts ans, tailleur à Roanne. Bonne santé antérieure. A l'âge de vingt-six ans, affection pulmonaire aiguë. Vers l'âge de cinquante-cinq ans, conjonctivite avec douleurs névralgiques, mais vision normale.

En octobre 1891, le malade dont la vue est déjà très diminuée par suite d'une double cataracte, vint se faire opérer.

12 octobre 1891. — Kératokystitomie supérieure de l'O. G. Extraction facile du cristallin. A ce moment, le malade indocile, malgré plusieurs instillations de cocaïne présente un tel état de congestion que l'on voit le corps vitré soulever l'iris et faire hernie entre les lèvres de la plaie cornéenne, une certaine quan-

tité d'humeur vitrée s'écoule (environ 1 c. m. c.), une nouvelle hernie se constitue. Pansement compressif.

Le lendemain 13, on constate que le pansement est taché de sang ; la plaie cornéenne est entrebâillée par un caillot volumineux. Douleurs peu accusées. Lavage rapide. Pansement occlusif.

14 octobre. — Hémorragie reproduite. Nouveau lavage, nouveau pansement.

Les jours suivants, état stationnaire, le malade ne souffre pas, le sang se résorbe lentem ent.

19 octobre. — Le malade part avec un œil atrophié et indolore.

OBSERVATION XXVII

(*In* thèse Abadie.)

Opération de cataracte. — Extraction du cristallin avec les pinces. — Hernie et issue du vitré. — Pas d'hémorragie. Vision rétablie.

D. F..., soixante-cinq ans, entre à la clinique, en novembre 1886, pour se faire opérer d'une double cataracte, ayant débuté, il y a cinq ans, par l'O. D. Ce malade a eu toute [sa vie les paupières rouges, luisantes, dépourvues de cils (un peu d'ectropion); cependant, la cornée, la chambre antérieure, l'iris ne présentent rien de particulier à signaler ; les pupilles régulières se contractent bien. Des deux côtés on constate une cataracte nucléo-corticale avec quelques reflets capsulaires plus marqués à droite. Bonne projection, phosphènes conservés. Après quelques jours de traitement (par cautérisation au sulfate de cuivre) que nécessitait l'état de ses paupières, le malade est opéré de l'O. D.

4 décembre. — Kératokystitomie supérieure, *on enlève la capsule opacifiée avec les pinces ;* le cristallin sort sans difficulté, mais laissant en arrière un gros débris blanchâtre; aussitôt après, malgré l'immobilité complète du malade, on remarque un écartement des lèvres de la plaie, avec hernie volumineuse du vitré. On

fait asseoir puis lever le malade ; pendant qu'il est debout, on examine de nouveau son œil. La hernie qui avait un peu diminué reparaît bientôt sans écoulement de vitré ni de sang.

On ferme l'œil sous un double pansement compressif.

Pendant la visite qui a lieu quelques minutes après, on regarde de nouveau l'œil opéré ; on trouve les lèvres de la plaie accolées, mais on constate l'issue d'une certaine quantité d'humeur vitrée, remarquable par sa fluidité. On refait le pansement.

Le lendemain, on trouve la pupille très rétablie, régulière, mais l'ouverture est obstruée par un petit débris capsulaire, la plaie est refermée. Un peu de chémosis séreux. Cataplasmes. Atropine.

Les jours suivants, l'état s'améliore peu à peu et *14 jours* après l'opération, le malade par avec une acuité $= \dfrac{1}{10}$ avec $+$ 12 dioptries.

Observation XXVIII

(*In* thèse Abadie.)

Cataracte traumatique. — Kératokystitomie classique sans blépharostat. — Hernie et issue du vitré. — Hémorragie. — Vision presque abolie.

G. F..., trente-neuf ans, tourneur sur bois (Jura). Bons antécédents héréditaires et personnels. Bonne vue antérieure.

Au mois d'août 1801, il reçut dans l'O. D. une fine paillette d'acier, sans écoulement de liquide, ni de sang, douleur modérée. Un médecin enleva, dit-il, le corps étranger, mais les troubles de la vision qui, au début, étaient surtout marqués à la partie inférieure du champ visuel, s'étendirent bientôt par suite du développement de la cataracte, accompagnés de sensation de mouche volante et douleur périorbitaire qui persistèrent pendant deux mois.

Au mois d'avril 1892, le malade entra à la clinique (salle Saint-Charles) où l'on constata les signes suivants :

Œil gauche. — Bonne vue. Acuité normale.

Œil droit. — Dans le quart inféro-interne près du méridien horizontal de la cornée, petite inégalité indiquant la cicatrice de la plaie ; la chambre antérieure paraît diminuée par la projection de l'iris, la pupille ovalaire déformée. L'opacification du cristallin est complète, la projection passable, les phosphènes sont conservés, la tension n'est malheureusement pas signalée.

23 avril. — Kératokystitomie classique, sans blépharostat.

Aussitôt le cristallin est brusquement expulsé avec sa capsule, puis tout reprend sa place. La pupille paraissait bien se rétablir lorsque subitement, sans mouvement de la part du malade, *sans cause apparente*, la plaie s'entrouve et le C. V. s'y engage brusquement. On fait asseoir le malade sans résultat, le massage amène l'issue d'une certaine quantité de vitré que l'on résèque au ras de la plaie avec des ciseaux. Les lèvres de la plaie paraissant bien appliquées, on procède au pansement ordinaire. Mais le malade était à peine dans son lit que le sang traversait le pansement et bavait sur la joue.

Le lendemain, la plaie cornéenne contenait un gros caillot san - guin, l'iris était projeté en avant et le vitré englobé dans le coagulum. Les jours suivants, la chambre antérieure s'est rétablie, le caillot en partie résorbé donne quelque espoir, mais la vision reste abolie.

17 mai. — A la sortie du malade, la plaie cornéenne est encore entr'ouverte et laisse apercevoir le caillot. La pupille encore dilatée réagit mal, la conjonctive est injectée. Cependant, le malade qui, d'ailleurs ne souffre pas, prétend reconnaître la direction de la lumière.

CHAPITRE IV

Symptômes. — Diagnostic.

I. Symptômes

Les signes cliniques de la hernie du corps vitré seront énumérés dans ce chapitre à la suite des faits que nous venons d'exposer. Ils seront divisés en signes objectifs et signes subjectifs.

A. — **Signes objectifs.** — Chez les opérés de cataracte, c'est au moment de l'opération, comme nous l'avons vu, que la hernie se produit, ou bien quelque temps après. L'opérateur peut assister à ce processus qui consiste en une béance de l'incision par où la cataracte apparaît bientôt suivie d'une portion du vitré ; quelquefois encore tout va bien, on va procéder au pansement et la hernie se constitue sans autre phénomène plus intéressant.

Dans les traumatismes vrais, on voit une sorte d'hiatus des membranes : sclérotique, choroïde, rétine. Cet hiatus est plus ou moins étendu et ordinairement allongé. Si la

plaie se trouve dans la région scléroticale, les lèvres sont
d'un noir foncé en raison de la rétraction de la sclérotique
et de l'apparition de la choroïde sous-jacente. *Le siège* de
la plaie peut donc être sur la partie cornéenne, sur la partie
scléroticale ou sur les deux à la fois. Généralement il est
au voisinage de la cornée, parallèlement au limbe ou per-
pendiculairement au limbe ; quelquefois en avant de l'insertion des muscles droits. Ce siège et cette direction ne
sont pas indifférents dans la production de *la tumeur* qui
se fait jour à travers la plaie. Il s'agit, d'une façon générale, d'une saillie de petit *volume* de la grosseur d'une
tête d'épingle, ou d'une noisette. Sa *forme* est réglée par
la forme de la plaie, elle peut donc être arrondie, ou
allongée, parfois réduite à un simple bourrelet (obs. XV,
XVII, XX). C'est une substance de *couleur* grisâtre,
transparente, d'une *consistance gélatineuse* et qu'on a pu
comparer à un grain de riz cuit. Tous ces caractères per-
dent leur importance lorsque la hernie est comme masquée
par une hémorragie ; on voit alors une sorte de fongus
qu'un examen attentif et minutieux permet cependant
d'analyser.

Par une *exploration* superficielle on peut se rendre
compte du degré de mobilité, d'élasticité de la hernie, de
sa réductibilité relative. Vient-on à exciser de bonne
heure cette humeur ? Une nouvelle quantité d'une substance jaunâtre visqueuse, gélatiniforme remplace parfois
la première. Une légère compression sur le globe oculaire, un mouvement brusque de l'organe blessé, augmentent subitement les dimensions de la hernie. Quelquefois
même l'expulsion complète du contenu de la coque oculaire, cristallin compris, se produit instantanément à la

suite d'accès de toux ou d'efforts intempestifs de la part du patient.

Il faut joindre à ces signes une déformation plus ou moins appréciable du globe oculaire, une sorte d'aplatissement, de dépression située au niveau de la plaie et en rapport direct avec la quantité perdue de l'humeur vitrée.

Les *organes voisins* obéissent souvent à ce prolapsus et nous verrons l'iris, parfois le cristallin apparaître dans la brèche, poussés par la pression intra-oculaire. L'iris au début apparaît comme un petit repli noirâtre et souvent recouvert d'un exsudat gris. Le cristallin conserve sa transparence et peut être confondu avec le corps vitré. Il y a donc lieu de distinguer les *hernies simples* où le corps vitré forme seul la tumeur et les *hernies composées* où l'iris le plus souvent (2 cas de Velpeau, 1 cas de Graefe, obs. III), le cristallin lui-même fait partie intégrante de la tumeur. Enfin la conjonctive peut rester intacte et recouvrir la tumeur *(hernies sous-conjonctivales)*. Nous avons relaté l'observation de von Graefe qui est un exemple de hernie sous-conjonctivale du cristallin et de l'humeur vitrée (obs. III).

B. — **Signes subjectifs.** — Les signes subjectifs se résument à peu de chose. La production de la hernie du vitré s'accompagne presque toujours d'une *sensation et de décompression brusque.*

Le malade « sent son œil se vider » (obs. VII). Lorsqu'il y a eu issue préalable du vitré et que rien ne s'oppose à l'écoulement de ce dernier, le malade raconte qu'une sorte de gelée a mouillé sa joue. Tous ces phénomènes ne s'accompagnent *d'aucune douleur*, signe négatif que nous avons noté dans la majorité de nos observations, qu'il s'agisse d'abcès perforants, de cataracte opérée, de traumatismes, le fait est constant et l'on a des exemples de ces grands délabrements de l'œil où la douleur est nulle, à moins qu'une infection secondaire n'entraîne la fonte de l'organe et ne complique le phénomène.

Que devient la *vision?* Nous n'insisterons pas sur les abcès cornéens où la fonction est évidemment annulée; mais dans les lésions du globe éloignées de l'appareil dioptrique la vision est peu atteinte, tout au plus le malade accuse-t-il une sensation de voile sur les objets (obs. VII). Dans certains cas, au contraire, et sans cause appréciable l'acuité visuelle disparaît brusquement.

En somme, l'idée générale que l'on retire de nos observations, c'est d'une façon presque constante le peu de réaction qui n'est nullement en rapport avec la gravité du traumatisme. La tumeur reste longtemps inerte, le sujet ne souffre guère, il semble qu'il n'y ait plus là une vitalité suffisante que le microscope nous démontre par l'absence de vaisseaux et le nombre très petit de cellules migratrices.

Tel est le tableau clinique auquel nous avons essayé d'apporter le plus de clarté possible. Il n'est que le résumé de nos observations, il n'a donc pas la prétention de s'appliquer à tous les faits comme un cadre précis. Notre tâche n'aura cependant pas été vaine si nous avons pu donner un schéma utile à la diagnose. Dans le paragraphe suivant, nous tâcherons de préciser les règles du diagnostic différentiel et de diminuer dans une certaine mesure l'hésitation du clinicien.

II. Diagnostic

D'une façon générale, il sera facile de reconnaître une hernie du corps vitré. La description précédente nous dispensera de commentaires ; les caractères de la tumeur, les lésions de voisinage, les dimensions du globe, sa consistance, sa forme plus ou moins aplatie ne doivent laisser aucun doute dans l'esprit.

Dans une hernie compliquée, on reconnaîtra l'*iris* à sa coloration noirâtre et à la déformation pupillaire qui est la conséquence de cet enclavement.

Le *cristallin* est souvent une cause d'erreurs d'autant plus qu'il peut même accompagner le vitré dans son prolapsus (obs. III). Gorecki [1] ne rapporte-t-il pas un cas de « rupture sous-conjonctivale de la sclérotique simulant une luxation du cristallin sous la conjonctive ? » (obs. VIII). Parinaud cite un cas de luxation sous-conjonctivale du cristallin qui ressemblait entièrement à l'observation de Gorecki : même traumatisme, aspect identique de la lésion, marche semblable.

Dès le début, le diagnostic était presque impossible et on attendit que la chambre antérieure eût résorbé le sang qu'elle contenait.

Nous signalerons cependant quelques moyens d'investigation qui constituent les éléments du diagnostic différentiel. Nous signalerons la *consistance* un peu plus grande du cristallin, sa *régularité*, un *léger degré de*

[1] *Société d'ophtalmologie*, séance du 1er Juillet 1890.

fluorescence ; quant à sa transparence, on ne peut guère la différencier, l'indice de réfraction du corps vitré variant de 1,338 à 1,339, et l'indice de réfraction du cristallin égalait 1,405 ou 1,441 suivant les auteurs [1].

Mais lorsque le cristallin est luxé, nous retrouvons comme dans l'aphakie un certain tremblement de l'iris qui est caractéristique et sur les trois images de Purkinje il en est deux qui ne se produisent plus, ce sont celles qui sont produites par les faces antérieure et postérieure du cristallin. Cette épreuve renferme à elle seule la clef du diagnostic.

Dans le cas d'abcès de la cornée avec destruction des couches superficielles, la *membrane de Descemet* peut faire hernie et en imposer pour une hernie du corps vitré. M. le professeur Gayet nous a fait observer le phénomène sur un malade appartenant à sa clinique et au début le diagnostic était douteux. Dans ce cas, il faut encore s'assurer autant que possible de l'intégrité du cristallin et de son appareil suspenseur

Nous n'insisterons pas davantage sur cette question, préférant nous étendre sur le mode d'évolution de la tumeur. Nous y trouverons, en effet, certaines particularités qui nous ont paru à la fois intéressantes et utiles.

[1] Testut, *Anatomie*, t. III, pages 178-179-180.

CHAPITRE V

Evolution et Pronostic.

I. Evolution

Que devient cette tumeur livrée à elle-même? Plusieurs modes d'évolution lui sont destinés. Le corps vitré hernié peut rester inerte et disparaître comme par une sorte d'*usure*. Quelquefois il permet la béance d'une plaie opératoire et en retarde notablement la guérison. D'autres fois la *cicatrisation* se produit sans autre phénomène apparent qu'une formation conjonctive. Enfin, cette dernière peut se limiter à la tumeur ou pénétrer profondément, aggravant ainsi le pronostic. La *suppuration* peut quelquefois avoir lieu et nous avons eu soin de signaler un cas de *vascularisation*.

Qu'on nous permette de donner quelques développements plus précis à cet exposé préalable.

Dans les abcès de la cornée, nous entendons les perforations étendues de la cornée qui livrent passage au corps

vitré, l'œil s'affaisse plus ou moins, les leucocytes enva-
hissent la tumeur et les inflammations profondes ne sont
pas rares dans ces cas de grandes perforations qui ont
pour conséquence ultime la fonte du globe (Follin). Et
cependant nous observions dernièrement à la consultation gratuite une hernie du vitré persistant encore chez
un malade ayant eu un abcès perforant et dont la marche était devenue chronique. Toutefois nous nous
hâtons de dire que l'opacité de la cornée nous empêchait
de voir si le cristallin était bien intact. Il n'était pas
impossible qu'on eût affaire à une hernie de la membrane de Descemet. Les circonstances ne nous ont pas permis de pousser plus loin notre examen. Nous avions observé
très bien qu'en pressant sur le globe oculaire on augmen-
tait ainsi le volume de la hernie qui, dès qu'on l'aban-
donnait à elle-même, reprenait ses dimensions primitives.

A propos de la *cataracte* ou des *traumatismes* propre-
ment dits, nous assistons à des phénomènes très curieux,
exerçant parfois la sagacité des observateurs et provoquant
les controverses. Le corps vitré ne suppure pas, disent les
uns, ou mieux il ne doit pas suppurer ; la suppuration
existe, disent les autres, et quelques-uns de répondre : ce
n'est pas de la suppuration, c'est de la prolifération cellulaire, car le vitré est une « formation conjonctive », dit
M. Testut, un tissu dont le plasma est extrêmement déve-
loppé et les cellules peu nombreuses. Que devons-nous
penser de ces conclusions diverses ? Voyons d'abord quels
sont d'abord les arguments invoqués.

Pagenstecher, en 1872, nous dit [1] : « L'existence de

---

[1] In *Archiv f. Augen und Ohrenheilkünden*, t. I, et *Annales
d'oculistique*, 1872.

l'hyalite ne repose que sur les résultats obtenus par Weber. Il n'en résulte qu'une chose, c'est que des produits inflammatoires peuvent se montrer à l'intérieur du corps vitré, ce qui ne prouve pas absolument que ces produits soient réellement provenus du tissu du corps vitré lui-même, d'autant plus que les tissus voisins ont subi un trop grand traumatisme pour ne pas être entraînés par une réaction inflammatoire. »

D'autre part, Piermé[1] se rappelle parfaitement avoir vu « plus d'une fois le corps vitré hernié s'inflammer seulement dans sa portion scléroticale et donner dans la tumeur du pus véritable, tandis que la partie restée dans l'œil n'était le siège d'aucun trouble ». Il conclut que le corps vitré normal est rarement le point de départ d'une suppuration ; il y serait jusqu'à un certain point réfractaire. (Obs. X, XI, XII de notre travail.)

Sans vouloir insister outre mesure, nous rappellerons encore que Beauregard, en 1880, ne tenant compte ni des cas de Weber, ni des expériences bien connues de Donders, croit pouvoir admettre que, si parfois l'on constate l'existence de pus dans le corps vitré, celui-ci ne se forme pas dans cet organe, « car je n'en ai jamais rencontré, dit-il, *tant que j'ai eu soin d'éviter une inflammation un peu vive des enveloppes de l'œil. Je l'ai vu, au contraire, se former fréquemment dès que ces membranes étaient enflammées.* Ces expériences, ajoute-t-il, ne paraissent pas concorder avec l'opinion de M. Robin, qui n'admet pas que le corps vitré, organe non vasculaire, soit

---

[1] Piermé, thèse de Paris, 1873, *Du corps vitré et de son prolapsus* (obs. XVI, XVII, XVIII).

susceptible d'inflammation. Ici, comme pour la cornée, la présence de globules blancs est le résultat de l'inflammation des parties voisines, mais non de l'altération de l'organe. »

Cette argumentation, peut-être longue et fastidieuse, nous donne cependant déjà quelque aperçu du pronostic et quelque indication pour le traitement. *Il faut éviter à tout prix l'infection des lèvres de la plaie*, qu'il s'agisse d'une plaie opératoire ou d'un traumatisme accidentel. C'est, en effet, la notion qui ressort des études de Wagenmann *(Arch. für Ophthalm.*, XXXV, 4) lorsqu'il nous parle « des suppurations du corps vitré consécutives aux cicatrices opératoires et aux taies adhérentes avec hernie de l'iris ». Leber a eu également treize cas de suppuration du vitré après l'opération de la cataracte; on avait observé que presque toujours le vitré touchait à la cicatrice, c'est pourquoi une simple infection qui, d'ailleurs, aurait amené une kératite à hypopyon, causait de suite une suppuration du corps vitré et une panophtalmie. Il y eut même dans un cas une ophtalmie sympathique [1].

En somme lorsqu'il y a du pus dans une hernie du vitré il s'agit, à en croire les théories nouvelles (Conheim) d'une immigration de cellules lymphatiques, de leucocytes venus par diapédèse soit de la conjonctive voisine, soit des vaisseaux choroïdiens (Wecker et Landolt), soit du tractus uvéal auquel le vitré emprunte normalement ses matériaux de nutrition (Testut). Quoi qu'il en soit, que nous supposions une diapédèse (Conheim) ou une prolifération des rares cellules constituant un des éléments du

---

[1] *Dict. des Soc. médicales*, n° 36, p. 284, année, 1890.

vitré (Virchow), nous constatons la suppuration de cet organe et le danger d'une hyalite s'étendant aux parties profondes de l'œil. L'expérience des auteurs, d'autre part, nous apprend qu'on a tout avantage à éviter l'infection des lèvres de la plaie.

Le prolapsus du corps vitré, disons-le, n'est pas toujours le siège d'un abcès. Bien au contraire, nous observons comme nous le signalions au début qu'il peut disparaître sans phénomène d'ordre inflammatoire et par une sorte d'*usure* (obs. XX) ou en se transformant en tissu conjonctif qui constitue une *cicatrice* (obs. XXV).

Nous avons parlé de *vascularisation*, phénomène fort curieux et rare qui fut signalé en 1877 par M. le professeur Gayet dont nous avons rapporté l'observation (obs. XXIV). Les auteurs semblent avoir laissé passer inaperçu ce mode d'évolution et nos recherches bibliographiques assez étendues ont été négatives à ce sujet. La communication de M. Gayet concernait un fait de néoformation de vaisseaux au bout de vingt-deux heures après la hernie du vitré et *dans une tumeur restée parfaitement transparente.* Nous n'avons eu garde de laisser dans l'oubli ce point d'histoire que Pagenstecher, Wecker, Donders, etc., dans leurs études sur le vitré n'ont jamais signalé. Peut-être Wecker et Landolt étaient-ils sur la bonne voie: en 1876 ; ils avaient vu la vascularisation, mais ils croyaient « que l'œil devait passer par des processus inflammatoires tumultueux avec profonde désorganisation du milieu devenu le siège d'une formation de tissu cellulaire qui l'a en partie remplacé ». Et le phénomène que nous rapportons apparaît dans une hernie du vitré toujours transparente et intacte. Nous avons tout lieu de croire que des

— 58 —

observateurs minutieux et prévenus pourraient recueillir des faits plus nombreux. Le processus n'a-t-il pas une certaine analogie avec la vascularisation bien connue de la cornée[1] ? Galezowsky cite même une observation démontrant la possibilité du développement de vaisseaux dans la capsule cristallienne[2]. C'est pourquoi nous avons relaté l'observation XIX où des vaisseaux néoformés sont apparus dans un corps vitré transparent et sain. Et nous ne craignons pas de conclure que la vascularisation peut être un des modes évolutifs de la hernie du vitré.

II. Pronostic

Cette étude préalable nous amène tout naturellement à quelques considérations sur le pronostic, le développement qui précède nous permettant déjà d'en donner un résumé succinct que nous tâcherons de rendre précis.

La hernie du vitré à travers un ulcère cornéen évolue fatalement vers la purulence et entraîne la perte de l'œil.

Pour les traumatismes accidentels et opératoires, les avis sont partagés. Piermé, dans sa thèse en 1873, émet un pronostic douteux. Il croit bien que le corps vitré parfaitement sain est réfractaire à la suppuration, « mais, dit-il, l'inflammation du vitré est possible, elle peut se terminer par résolution, par suppuration ou passer à l'état chronique. Toutefois, les complications immédiates

[1] Expériences de Feltz, *Traite de Path. externe* (Follin et Duplay).
[2] Galezowsky, *Cataracte et traitement*, p. 41.

du prolapsus hyalin ont d'habitude leur point de départ
dans la choroïde. Quant aux complications consécutives,
l'atrophie de l'œil paraît une des plus fréquentes ».

Gayat[1] affirme que toute blessure du corps vitré met
la vision en danger: « ce résultat est immédiat dans le cas
d'hyalite suppurative ; dans le cas d'hyalite simple, le
retour à la vision dans un certain degré et suivant certaines directions est encore possible, mais il ne saurait
être durable ni définitif et il disparaît habituellement tout
à coup et au bout d'un temps variable par le fait d'un
décollement cicatriciel ».

Cassidanius, dans sa thèse, croit aussi à un danger et
Berry, en 1890, publie un cas de suppuration du vitré
neuf mois après l'extraction de la cataracte.

Von Graefe[2] a montré la bénignité des blessures sclé-
roticales même avec une issue plus ou moins considérable
de l'humeur vitrée. On va même plus loin, puisque certains
auteurs regardent la diminution de la tension intraoculaire
qui résulte de la sortie d'une certaine quantité de vitré
ou du cristallin comme une circonstance avantageuse. On
aurait droit à l'issue d'un tiers de vitré, s'il faut s'en rapporter aux opérateurs.

Ceci nous amène à parler de l'*issue du vitré* qui peut
précéder ou suivre la hernie. Evidemment, nous n'hésitons
pas à dire qu'une perte trop abondante de vitré est une
condition défavorable qui nous fera craindre les hémorra-

---

[1] Gayat, 1876. Pronostic des blessures du vitré (*Lyon médical*, t. II).

[2] Rapporté par Yvert, *in* Blessures de l'œil (*loc. cit.*).

[3] *Traité d'ophtalm.*

gies sous-choroïdiennes et le décollement rétinien consécutif. Wecker et Landolt sont de cet avis. C'est aussi l'opinion de Cassinadius[1] qui ne manque pas de dire que l'acuité visuelle des premiers temps n'est pas une garantie pour l'avenir, et il cite 19 opérations toutes accompagnées d'issue du vitré et donnant 6 insuccès, il donne une statistique de Knapp avec un tiers d'insuccès.

M. Armaignac est plus optimiste et cite deux observations d'issue considérable d'humeur vitrée qui n'ont pas sensiblement retardé la guérison. (Guérison en huit jours.)

Il faut surtout craindre une *cicatrisation profonde*. Il n'y a pas toujours, en effet, une condensation du pédicule du prolapsus qui amène la disparition lente de la tumeur, mais parfois il se forme un cordon cicatriciel partant du pédicule « et cheminant, dit Wecker, lorsque le prolapsus s'était produit par une plaie cornéenne à travers la pupille vers l'intérieur de l'œil où il s'étale sous forme de tente ». Il faut alors craindre les adhérences avec les parties voisines, sa rétraction progressive dans une période éloignée.

Il faut donc réserver son pronostic toutes les fois qu'on notera un aplatissement plus ou moins limité de la plaie scléroticale dans la région blessée. C'est un indice qu'il y a eu *issue considérable* du vitré, et la déformation implique en outre un *processus cicatriciel* prononcé dont les conséquences sont graves pour la vision d'abord de l'œil atteint et aussi pour l'irritation sympathique de l'autre organe.

En résumé, la marche de la lésion est fort variable et

---

[1] Thèse Cassidanius, *loc. cit.*

les modes de terminaison sont multiples. On peut dire que, d'une façon générale, la *guérison* s'effectue. Mais il faut s'attendre à une évolution fatale comme l'*atrophie* et l'ophtalmie sympathique. Il faut redouter le *décollement rétinien* à échéance plus ou moins longue. Les *synéchies* antérieures de l'iris (leucomes adhérents), l'*atrésie de la pupille*, et enfin parfois une soudure du vitré à la conjonctivite palpébrale (comme nous le signalait M. le professeur Gayet). La cicatrisation peut déformer le globe et particulièrement la cornée, de là un *astigmatisme* qu'il faut prévoir. Enfin les plaies de la région ciliaire, ce nœud vital de l'œil, sont dangereuses et entraînent souvent l'*ophtalmie sympathique*.

Le chirurgien doit donc éviter à tout prix des complications toujours sérieuses, et nous verrons quelle est la conduite à tenir dans la majorité des cas. Ce sera le sujet du chapitre suivant.

CHAPITRE VI

Traitement.

Nous envisagerons trois modes de traitement : préventif, palliatif, curatif.

A. Traitement préventif. — Nous avons surtout en vue l'opération de la cataracte. Pour éviter à l'œil tout danger de Graefe avait conseillé l'anesthésie, c'était radical, toutefois, le réveil amenait des efforts musculaires intempestifs et l'on retombait dans le danger d'une hypertension oculaire. D'une façon générale, il faut absolument éviter cette hypertension, facteur sérieux du mécanisme invoqué au début de notre étude. Pour cela, il y a tout avantage à opérer les malades couchés, et l'on ne saurait trop se méfier de ces manœuvres utiles pour faciliter la sortie du cristallin, mais dangereuses en ce qu'elles augmentent la tension intra-oculaire : nous voulons dire la pression avec la curette sur un point du globe, la pression avec le doigts à travers les paupières. Eviter le blépharostat chaque fois qu'on le juge nécessaire. Enfin, nous

avons montré par une étude suivie de statistiques combien
la kératokystitomie supérieure sans iridectomie nous
mettait dans les meilleures conditions de succès. Encore
faut-il s'adresser, pour avoir une sécurité qui n'est jamais
complète, à une cataracte dite « bonne à opérer », c'est-
à-dire, en particulier, sans adhérence avec la capsule,
sans altération de l'appareil suspenseur. Signalons enfin,
pour être complet, que Williams de Boston, en 1867,
imagina la suture cornéenne pour éviter toute complication
post-opératoire ; mais elle a l'inconvénient d'être une
opération délicate et elle entraîne toujours l'astigmatisme.

B. Traitement palliatif. — Si, malgré ces précautions délicates, le corps vitré vient faire hernie, on enlève
sans retard la pince à fixation et le blépharostat. Meyer [2]
conseille de soumettre alors le malade à l'action du chloroforme jusqu'à *l'anesthésie* la plus complète. « Un aide
exercé, dit-il, peut alors, de ses doigts, écarter doucement
les paupières tandis que l'opérateur accomplit avec mesure
les différents actes de l'opération. Il devient presque toujours nécessaire alors de se servir de la curette ou de
l'anse de Weber pour faire sortir le cristallin, parce que
toutes les autres manœuvres peuvent augmenter la
procidence du vitré sans amener avec autant de sécurité,
l'expulsion de la cataracte ».

Mais bien souvent l'anesthésie devient inutile, le
malade est trop congestionné, la tension oculaire menace

---

[1] Bernard Laurent, thèse de Paris, 1895.
[2] Meyer, *Maladies des yeux.*

do vider l'œil ; l'opérateur se voit forcé de renoncer au dernier temps de l'opération : l'extraction de la cataracte ; il se trouve en face d'une hernie qu'il doit s'efforcer de *réduire* au moyen de la curette afin d'amener une coaptation des lèvres de la place, mesure indispensable pour une cicatrisation future. Si le corps vitré hernié résiste à cette tentative il faut décongestionner le malade en le faisant lever, et se hâter de *fermer l'œil* sous un *pansement aseptique*. C'est souvent alors qu'une hémorragie se produit et M. le professeur Gayet pratique, dans ce cas, une compression douce et soutenue, par une série de tampons de coton aseptique disposé en écailles et humecté de sublimé à 1/1000.

Le *bandeau compressif* dont nous venons de parler à propos de la cataracte est particulièrement utile dans les cas d'ulcères perforants et aussi lorsque la perforation est imminente ; il fait équilibre à la pression intraoculaire et peut prévenir le danger ou le diminuer.

Dans les traumatismes nous avons vu qu'il y a tout intérêt, avant même aucune espèce d'intervention chirurgicale, d'éviter l'infection des lèvres de la plaie. Donc *antisepsie* bien faite et, pour empêcher ou diminuer une réaction inflamatoire, *compresses fraîches*.

C. **Traitement curatif.** — Il s'adresse surtout à la hernie consécutive aux traumatismes oculaires et comporte quatre degrés :

1° Le corps vitré peut se présenter renfermé dans la membrane hyaloïde. Il suffit quelquefois de *ponctionner* cette membrane soit avec une lancette, ou des ciseaux quelques gouttes d'humeur vitrée s'écoulent et la hernie disparaît pour permettre une coaptation des lèvres de la plaie (obs. XXIII).

2° Mooren a proposé, dans les cas de hernie peu volumineuses, de *cautériser* avec le crayon de nitrate d'argent mitigé[1].

3° Le plus souvent on aura à pratiquer l'*excision*, surtout lorsque la hernie comprendra une portion de l'iris (obs. XVII). Nous n'avons pas besoin d'insister sur les précautions antiseptiques particulièrement indiquées toutes les fois qu'il s'agit de toucher à l'organe irien. Cette méthode n'est d'ailleurs pas nouvelle et Fort, en 1873, l'avait conseillée.

4° *La suture de la sclérotique*, que nous avons eu l'occasion de voir pratiquer par M. le professeur Gayet (obs. XVIII), se trouve signalée en 1860 dans un cas de Critchett (obs. IV) pour une plaie béante ; Thomas Windsor (obs. V) obtient en 1871 une guérison rapide dans une hernie datant de cinq mois. Pooley en 1873 fait un compte rendu de six observations avec suture pour des plaies également béantes et obtient une guérison complète en dix jours (obs. IX). Lawson de Londres, la même année, modifie le procédé. Vers 1876 et 1878, Galezowsky adopte plusieurs fois cette méthode et la perfectionne (obs. VI, obs. VII). Nous avons rapporté à dessein un cas d'insuccès (obs. VI) ; mais il y avait eu une hémorragie, une issue très abondante du vitré, et la plaie avait dû être injectée, puisque du jour au lendemain on observait un chémosis abondant, une plaie boursouflée et saignante accompagnée de vives douleurs. Mais ce résultat ne prouve

____

[1] *In* Meyer, *Maladies des yeux.*

rien contre la suture et nous avons rapporté avec détails l'observation XVIII où malgré les dimensions, la béance de la plaie, une issue abondante de vitré, une intervention tardive (suture environ un mois après l'accident), la guérison s'effectua, et un mois plus tard la vision était normale.

Galezowski fit lui-même une suture en 1875 chez un malade ayant sa sclérotique gauche déchirée sur une étendue de 8 millimètres au niveau de la partie externe et inférieure du globe oculaire. La vision fut perdue pendant deux ans, il y *avait une hémorragie du vitré*. Durant la troisième année le fond de l'œil s'éclaircit et devint transparent. Le malade pouvait lire à la fin les caractères typographiques.

Nous sommes par conséquent autorisé d'une façon logique à préconiser la suture scléroticale comme une méthode excellente après un traitement antiphlogistique et antiseptique préalable dont le chirurgien ne saurait se dis - penser pas plus que du bandeau occlusif après l'opération.

Quel est donc le *manuel opératoire* de la suture de la sclérotique? Yvert dans son *Traité des Blessures de l'œil* nous énumère trois procédés :

a) Le procédé de Pooley qui consiste à ne pas traverser toute l'épaisseur de la sclérotique ; il est difficile et la suture cède souvent ;

b) Le procédé de Lawson qui agit de dedans en dehors en passant de chaque côté entre la choroïde et la sclérotique une petite aiguille; l'anse du fil ainsi formé a un point d'appui suffisant.

[1] *In* Yvert, *loc. cit.*

c) *Le procédé de Galezowski*, ou le procédé de Pooley modifié « consiste à prendre une aiguille de moyenne dimension à l'aide de laquelle on introduit le fil d'un côté de dehors en dedans non plus dans l'épaisseur de la sclérotique, mais entre cette dernière membrane et la choroïde qu'on doit laisser intacte ; arrivé au niveau du bord opposé de la plaie, l'aiguille suit un chemin inverse de dedans en en dehors et ressort à quelques millimètres. L'exécution de ce procédé est des plus simples et n'expose à aucun accident. Il faudrait, d'après Yvert, rejeter les fils métalliques et c'est pourquoi nous préférons les fils de soie phéniquée qu'on enlève au bout de cinq à six jours, ou mieux encore les fils de catgut. »

Nous devons, en terminant, ajouter quelques mots au sujet des *hernies sous-conjonctivales*. Certains auteurs pensent qu'il faut s'abstenir de toucher à la tumeur, combattre s'il y a lieu la réaction inflammatoire, puis, lorsqu'on peut supposer que la déchirure scléroticale est cicatrisée, on cautérise légèrement la partie boursouflée. C'est en effet une conduite prudente et que nous imiterons, sauf le cas où nous constaterions une réaction inflammatoire sérieuse et due à la présence du corps vitré jouant le rôle de corps étranger. Mais c'est un phénomène rare et d'une façon générale, nous préférons l'expectation (obs. VIII) suivie d'un attouchement au crayon de nitrate d'argent plutôt que l'intervention audacieuse de de Graefe (obs. III) donnant issue au vitré et au cristallin herniés sous la conjonctive.

CONCLUSIONS

I. La hernie du corps vitré est une tumeur formée par
la saillie plus ou moins grande du vitré à travers une
solution de continuité des parois du globe oculaire.

II. Elle exige, pour se produire, deux conditions : une
plaie du globe et une augmentation de la pression intra-
oculaire ; ces conditions se trouvent réalisées dans les trois
principales catégories de faits :

1° Les ulcères perforants de la cornée ;
2° Les traumatismes du globe de l'œil ;
3° L'opération de la cataracte.

III. La hernie siège dans la région cornéenne, dans la
région scléroticale ou dans une région intermédiaire.
C'est une tumeur arrondie ou cylindrique d'un volume
variant entre celui d'une tête d'épingle et celui d'une
noisette ; elle a un aspect transparent et une consistance
gélatineuse ; elle est constituée par le vitré accompagné
ou non de l'iris et parfois du cristallin.

Il n'y a pas le plus souvent de phénomènes réactionnels, la tumeur est inerte, indolore ; mais la vision
peut disparaître brusquement.

IV. Le diagnostic est facile. La luxation du cristallin
peut être une cause d'erreur, évitable du reste par des
moyens précis d'investigation (caractères de la hernie,

tremblement irien dans l'aphakie, expérience des trois images de Purkinje, etc.). La hernie de la membrane de Descemet sera facilement reconnue.

V. Que devient la tumeur ? Elle disparaît par usure, régresse par cicatrisation, suppure ou se vascularise. La suppuration est fatale dans les ulcères perforants cornéens et dans tous les cas d'infection de la plaie. L'issue trop abondante du vitré est une complication fâcheuse.

Le pronostic est généralement bénin : tant au point de vue de la tumeur qu'au point de vue de l'acuité visuelle ; mais il faut redouter encore les conséquences éloignées comme le décollement rétinien, les adhérences fâcheuses et même l'astigmatisme.

VI. Le traitement sera :

Préventif, surtout dans l'opération de la cataracte ; on évitera toutes les manœuvres augmentant la pression intra-oculaire et l'on pratiquera la kérato-kystitomie supérieure sans iridectomie qui donne une grande sécurité.

Palliatif (antiphlogistiques, antiseptiques, compression.)

Curatif (ponction hyaloïdienne, cautérisation, excision, suture scléroticale).

BIBLIOGRAPHIE

1830. Lindsor. Wiener med. Woch, nᵒˢ 38 et 39.

1846. Sichel. Stat. des résult. d'op. de cataracte (Ann. d'oculist., t. XVI).

1849. Boyer. Mémoire lu à l'Acad. de méd. de Paris (Ann. d'oculist., t. XXII).

1850. Coats. Cas de hernie scléroticale (The Lancet, London).

1851. Coats. Rupture scléroticale (Ann. d'oculist., t. XXXII).

1857. De Graefe. Hernie scléroticale (Archiv. für Opthh.).

1861. Archilagos. Rupt. de la sclérot. (Ann. d'oculist., t. XLVI).

1864. Williams. Fistule de la sclérotique (Dublin med. Journ).

1867. Wecker. Maladie des yeux.

1868. Von Graefe. Clinique ophtalm. (Introduction.)

1870. André. Obs. rares de blessures de l'œil (Compte rendu Soc. méd. de Nancy).

1872. Pagenstecher. Pathologie du corps vitré (Ann. d'oculist.).

1873. Piermé. Le corps vitré après son prolapsus. Th. de Paris.

1876. Gayat. Pronostic des blessures du vitré.

1877. Gayet et Durand. Communication dans Lyon méd., t. XXVI.
  — De Wecker et Landolt. Traité d'ophtalmologie.

1878. Yvert (Val-de-Grâce). Blessures de l'œil.
1879. Gayet. Article Cornée, Dict. Enc. Soc. méd., p. 487.
 — Kerzendorfer. Plaies pénétrantes de la sclérotique (Archiv. d'opht.)
 — Fribourg (Val-de-Grâce). Suture dans les plaies de la sclérotique.
1880. Beauregard. Etude du corps vitré (Journal de l'Anatomie.)
1881. Abbadie. Complicat. consécut. à la cataracte (Ann. d'oculist., LXXXVVIII.)
1882. Gayet. Conseils raisonnés à propos des traumatismes oculaires (Revue gén. d'ophthalm.)
1885. Cassidanius. Décollement du corps vitré. Th. de Lyon.
1886. Cuche. Du traitement de la cataracte pendant ces quinze dernières années dans le service ophthalm. Th. de Lyon
1887. Leplat. Etude sur la nutrition du corps vitré. (Ann. d'oculist., XCVIII, 3 et 4).
 — Meyer. Traité pratique des maladies des yeux.
1889. Armaignac. Mémoires et observations d'ophtalm.
1890. Berry. Suppuration du corps vitré. Ophthalm. Soc. London, 13 mars.
 — Sattler. Blessures de l'œil (Prager. med. Woch., n° 1),
1892. Testut. Anatomie.
1895. Bernard Laurent. Suture de la cornée dans l'extract. de la cataracte. Thèse de Paris.

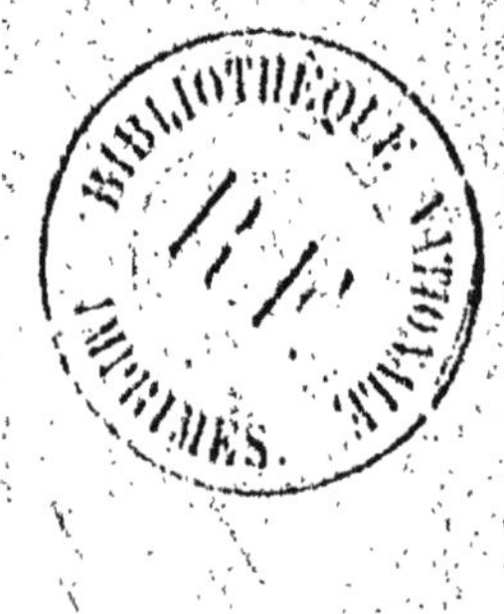

9 782013 604352